JN329373

めになる歯と骨の話

岡崎正之

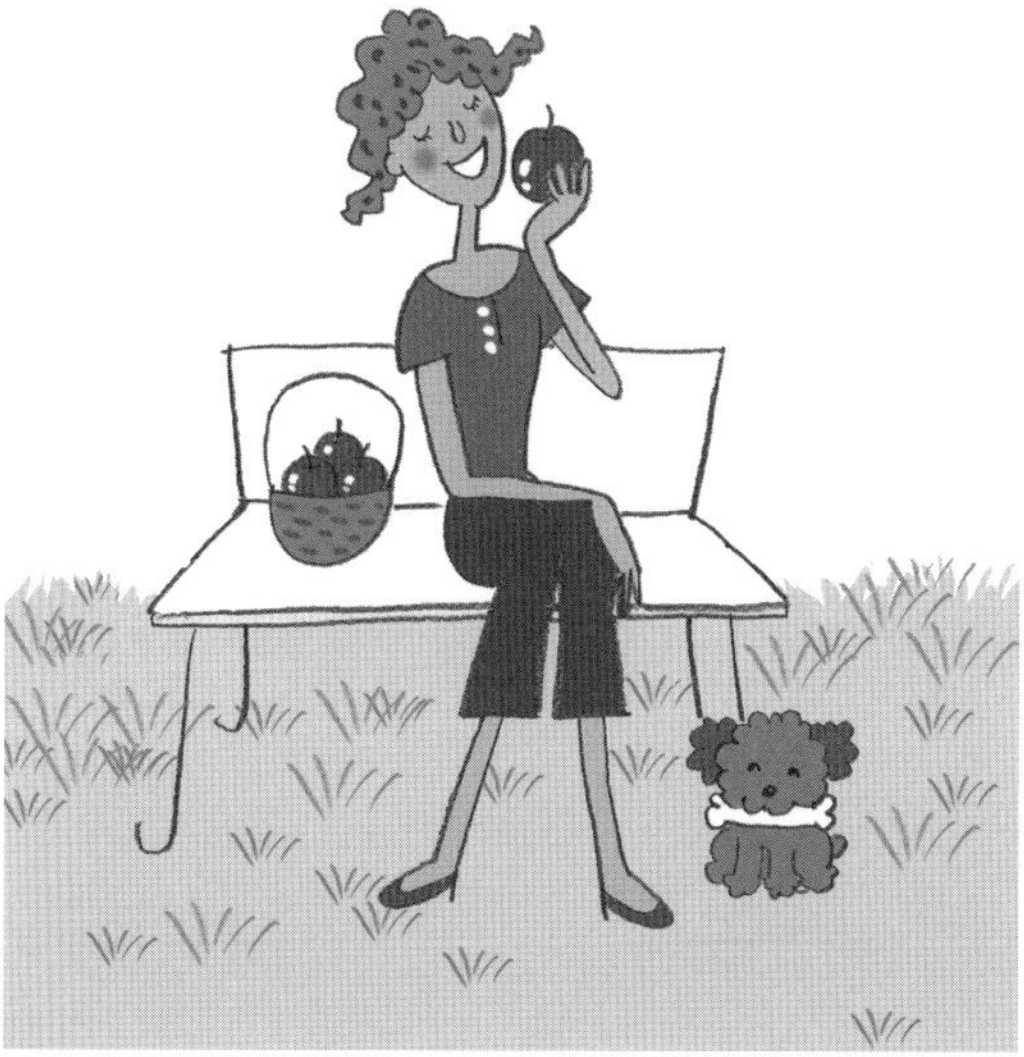

学建書院

はじめに

これまで私は、大学で歯科や医科の治療に用いられる医用材料（生体材料やバイオマテリアルともよびます）の教育や研究に携わってきました。しかし、家族からは「パパの説明はへたくそで、よくわからない」とよくいわれています。世間には「専門バカ」という言葉がありますが、私も「アパタイトの魅力」に取りつかれて、知らず知らずのうちに、いつしか「象牙の塔」のなかにこもってしまっていたようです。以前、『歯と骨をつくるアパタイトの化学』という本を上梓したことがあります。これは、歯や骨の主成分である「アパタイト」について、歯科医師を目指す学生さんや医師、若手研究者の皆さんに、少しでも材料化学的に知っていただきたいとの思いから書いたものです。最近、「先生、あの本愛用していますよ」といわれることがあり、それなりに内心「よかったなあ」と思ってはいるのですが、どうも一般の方には面白くなさそうで、何とかしたいとずっと考えていました。

ただ、残念ながら大学の教育・研究に携わり、いつのころからか「競争原理」とか「自己評価」とかいった言葉に振り回され、日常の雑用に追われることが多くなり、ゆっくり楽しみながら教育・研究をしたり、ましてや一般の皆様に興味をもっていただく本など、とても書く余裕はあり

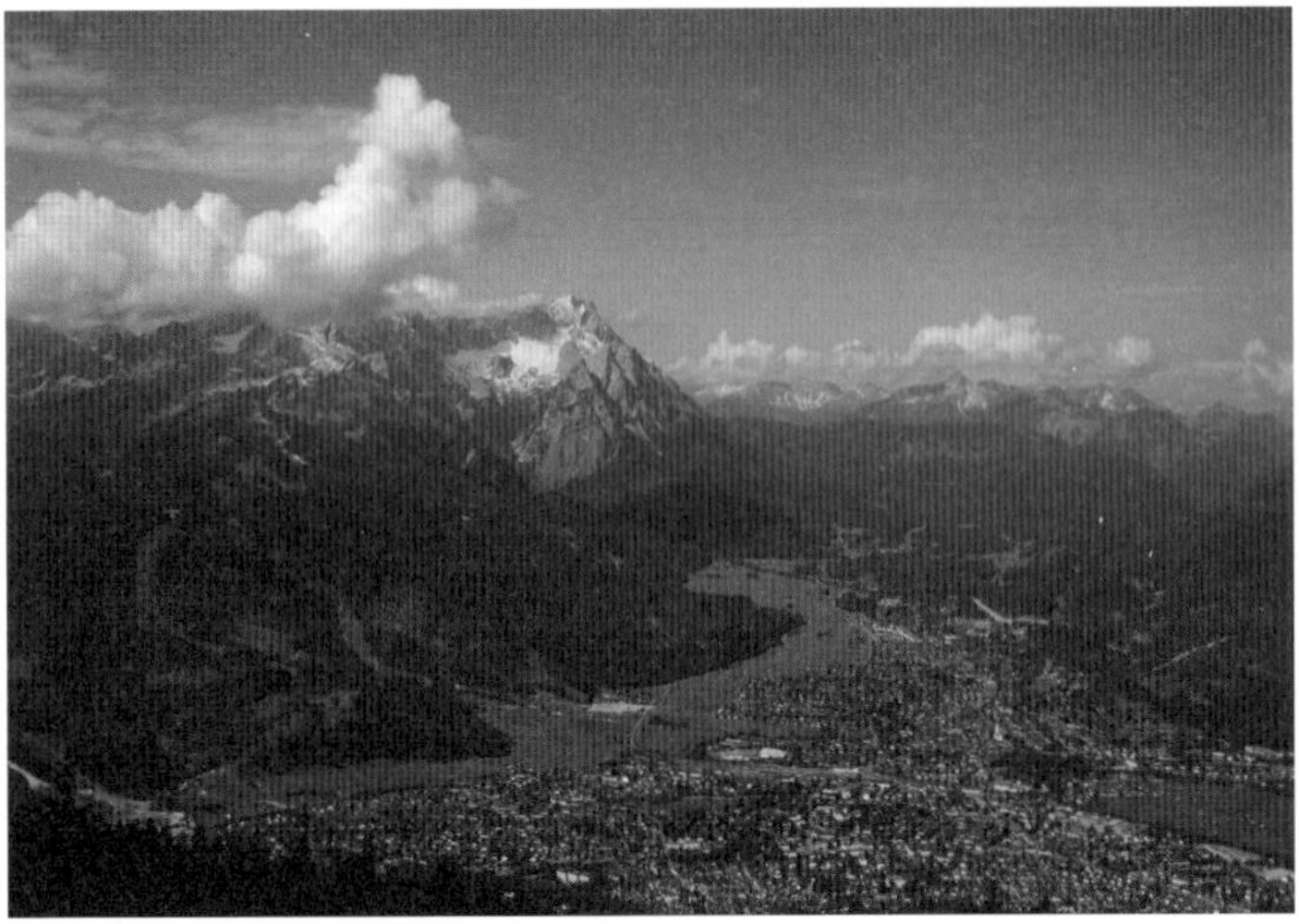

ガルミッシュ・パルテンキルヘン

ませんでした。幸いにも定年退職という機会に恵まれ、リフレッシュのつもりでドイツの田舎町ガルミッシュ・パルテンキルヘンという、私にとって懐かしい思い出の町を訪れ、山歩きをしながら、ふと思いついたのがこの本の企画です。

学生時代、大変お世話になったドイツ人夫妻の墓参りをすませ、長年の夢であったハイキングを1週間思う存分楽しみました。実は、ご夫人が亡くなられた際に訪れ、ご主人に連れていってもらったことがあったのですが、車で行ったものですから墓地の場所をすっかり忘れてしまっていたのです。ご主人も亡くなられてしばらくは、もとのお家にご親戚が住まれていたようですが、今回訪ねたときには、近隣の人に尋ねても、どなたもご存じありませんでした。幸い市庁舎で尋ねると、親切に墓地の場所を教えていただき、ようやく念願の墓参りが実現しました。天候にも恵まれ自然の穏やかな懐にゆったりと包まれ、何十年かの垢をすっかり落としてきました。

ここで目にとまったのが、小さな子どもや年老いたご夫婦がうまくケーブルカーやロープウェーを利用しながら、それぞれ山歩きを楽しんでいる姿でした。これほど人間の心身の健康にとって良いものはありません。

おりしも東北地方に大震災が発生し、多くの尊い御霊が失われ、苦しい生活を余儀なくされている人々を思うと、やるせない気持ちでいっぱいですが、こういうときこそ、書く必要があるのではないかと考えさせられました。

原子力発電所事故による想定外の被害に関しても、アイソトープの骨への蓄積という点で今回の企画と密接な関係があります。私も工学を学んだ人間ですから、すべての原子力発電所をなくせとはいいませんが、そろそろ日本も生活スタイルを見直す時期にきているのではないでしょうか。ドイツでは、列車に乗ったり、町を歩いていても、ソーラーシステムの発電機がよく目にとまります。自然は突如としてキバを剝き、人間に襲いかかりますが、本来はとても優しい存在です。その懐に抱きかかえられながら、人間の死後も歯や骨は何年も、いや何億年も母なる大地に残るのです。これが、科学の不思議な世界です。

さあ、皆様もどうぞアパタイトの世界に足を踏み入れて下さい。歯科材料や医用材料、さらには歯科医療に対する関心が高まり、きっと歯医者さんや歯科技工士さん、歯科衛生士さんの日々診療でのご努力、そして、入れ歯やインプラントについて、より理解していただけるものと信じています。

もくじ

Part 2 ちょっと役立つ歯と骨の専門知識　55

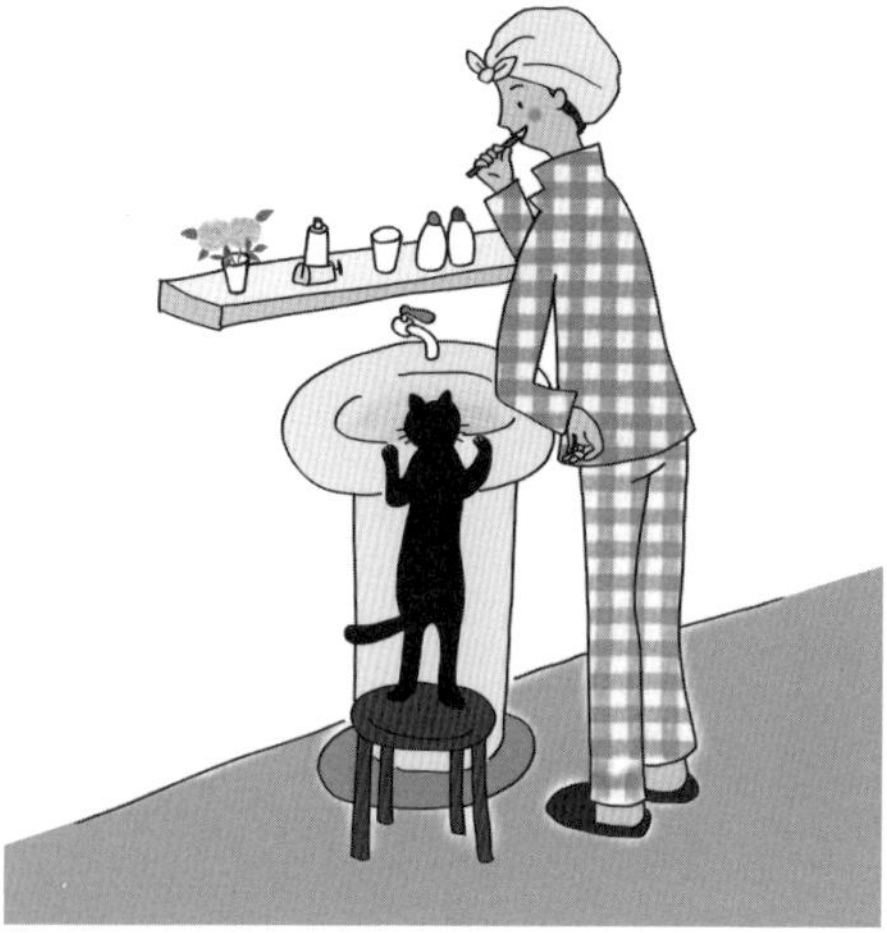

Part 1

なるほど納得、歯の材料の話

若い人にもぜひ知っていただきたい話

あたり前のことですが、骨は再生しますが、歯は傷つくと、もとには戻りません。だから、どうしても歯科材料が必要になります。もちろん使わなくてすむならば、それに越したことはありません。残念ながら、今の歯科材料や技術では完全に天然歯とそっくりのものをつくることはできません。歯を失ったことを歳をとってから後悔しないためにも、日ごろから歯に配慮し、十分なケアを心がけることが大切です。

入れ歯の話

皆さん、入れ歯に期待しすぎていませんか？　入れ歯は合ってあたりまえと思っていませんか。うまく合ったらラッキーと思ってください。というのは、歳とともに日々身体は変化しています。口の中も変化しているのです。どんなに上手につくっても合わなくなることがあるのです。メガネが合わなくてもメガネ屋さんや眼科医のせいにはしません。ところが、入れ歯が合わないと「歯医者さんがへたくそだ」、「技工士さんの腕が悪い」と愚痴をこぼします。これは間違って

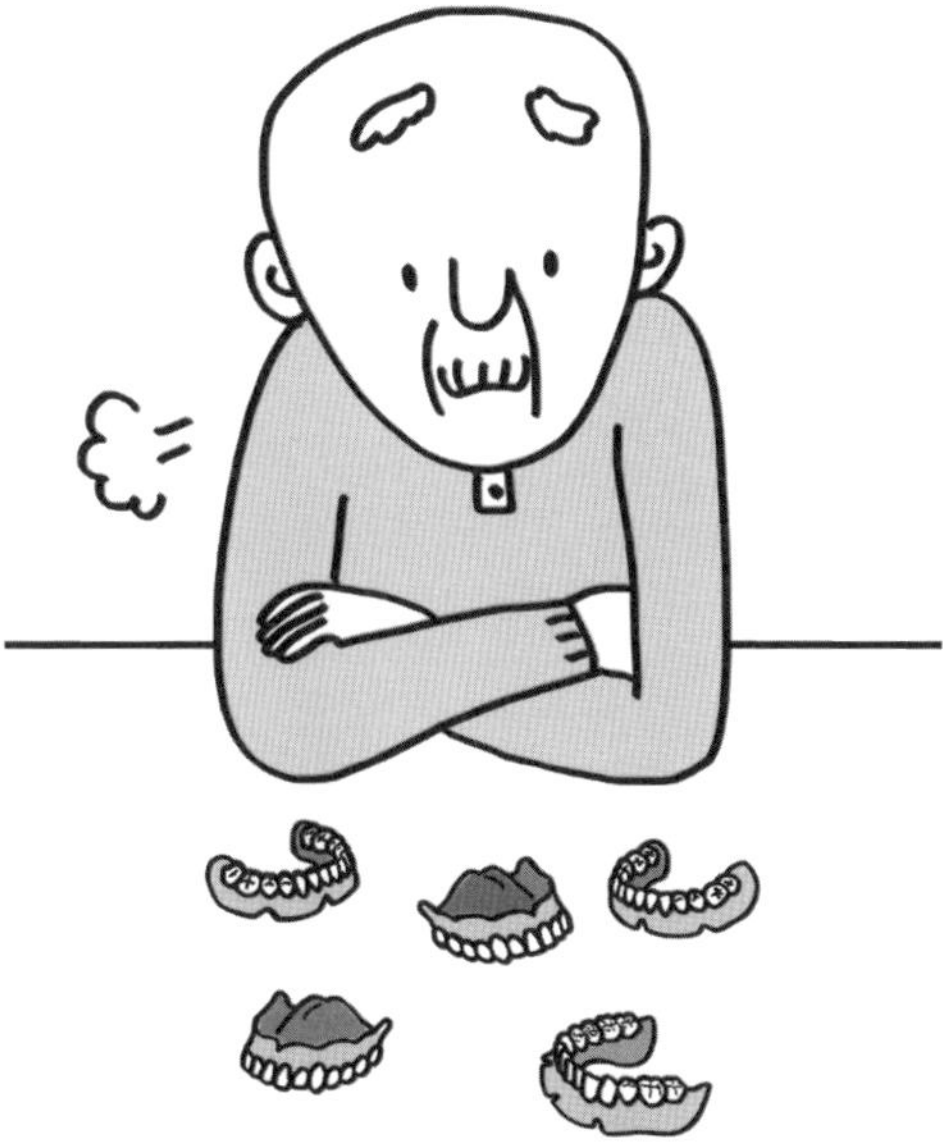

います。ただ、器用さの違いはあるようです。歯肉の変化を長年の経験から見越して、うまく合わせることのできる歯医者さんや歯科技工士さんはいらっしゃいます。うまく両者の連携がとれていると、なお良いでしょう。

歳とともに視力が悪くなってくるように、口の中も変化したり悪くなってきます。期待するできあがりではなくても、現実を受け止め、よしとすることも、ときには必要です。

歯科界の隠語にポケットデンチャー（衣服のポケットに入れたままの入れ歯）という言葉があります。これは、いくつもいくつも入れ歯をつくって、ほとんど使わずにポケットやタンスの引き出しに入れっぱなしの入れ歯をからかった言葉です。最初につくった入れ歯が合わないと、歯医者さんや歯科技工士さんの腕が悪いということになって、次の歯医者さんに出かけます。そして、しばらくしてまた合わなくなると、次の歯医者さんへ出かけ、歯医者さんをハシゴして、気がつくとポケットやタンスの引き出しに入れっぱなしの入れ歯がいっぱいという笑い話のようなことが現実に起こります。保険で入れ歯をつくると比較的安価にできるものですから、ついついこのようなことが繰り返されることになります。

ここで、ちょっと待ってください。皆さん、入れ歯に期待しすぎていませんか？　残念ながら、今の入れ歯は生体の変化に応じて形を変えてはくれません。それは人工材料の宿命です。しかし、口の中は微妙に日々変化しています。とくに、風邪を引いたり体調がすぐれないと歯茎は変化します。また、加齢とともに少しずつ変化していきます。高齢になると、その変化は一段と大きくなってきます。歯槽骨に力が加わらなくなると骨はどんどん吸収されていきます。すると、歯茎の位置はどんどん後退していきます。硬いものを食べなくなったり、むし歯や歯周病で歯が抜けると、なおさら骨吸収が進みます。このように、せっかくつくった入れ歯なのに、うまく合わなくなってしまうのです。

どのような高価な金合金でつくった入れ歯（専門的には金属床義歯といいます）であっても、同じことが起こります。プラスチックの入れ歯に比べて金属床は丈夫で食べ物の味覚も比較的良いといわれていますが、適合性に関してはほとんど差はないのです。しかも、金属の入れ歯も歯

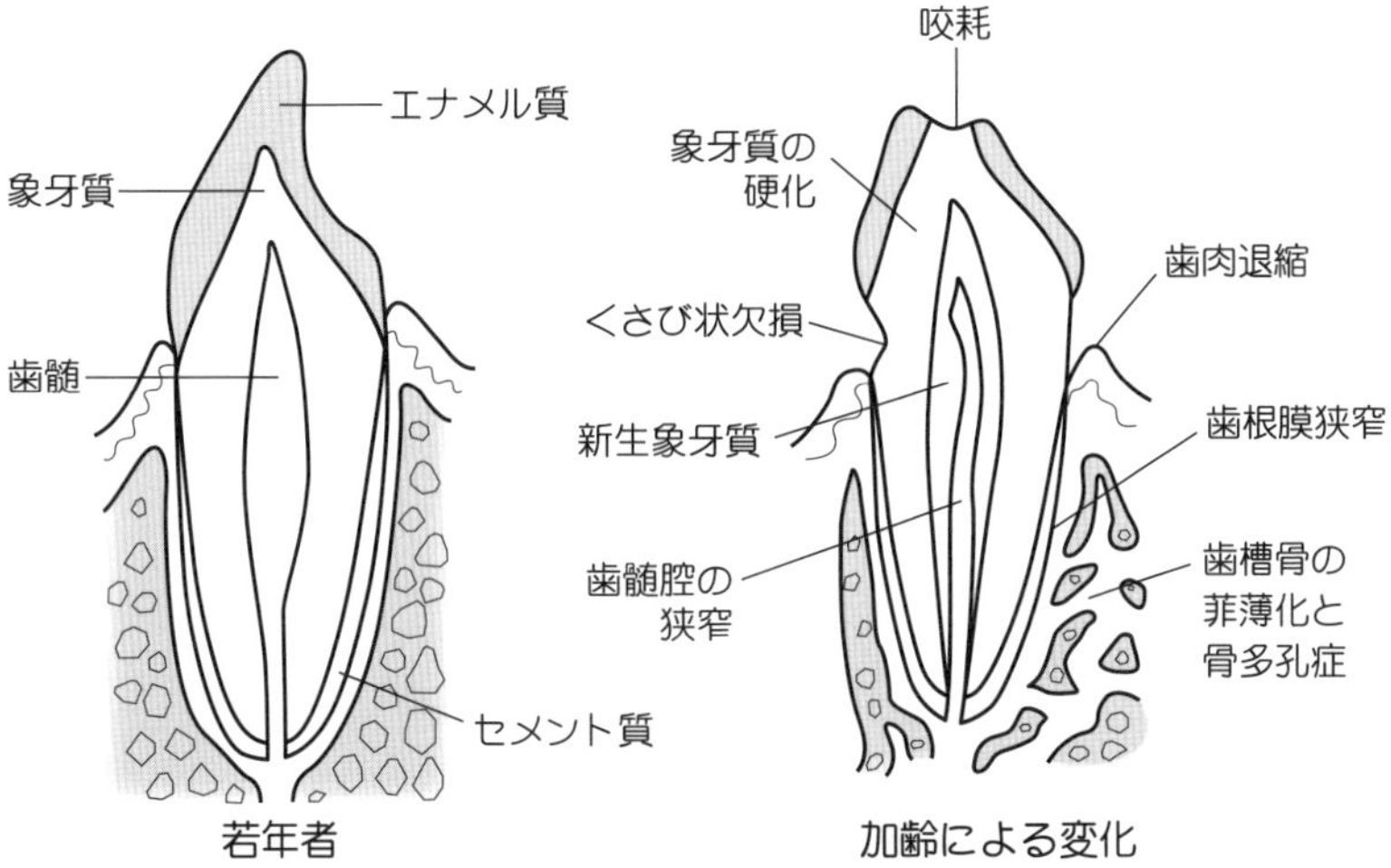

加齢に伴う歯および歯周組織の変化

茎に相当する部分はプラスチックの入れ歯と同様にポリメチルメタクリレート（ＰＭＭＡ）とよばれる高分子材料でつくられています。

それでは、どうしたら良いのでしょうか。やはり適当な時期がきたら新しい入れ歯につくり替えることです。歯茎に合わないからといって痛い部分を削り取って修復しても限界があります。かえってほかの部分のバランスがくずれ、違ったところが痛くなることもあります。また、入れ歯安定剤や裏装材（ティッシュコンディショナー）を使うのも1つの方法ですが、あまり安定剤を使いすぎると、かえって歯茎に当たる部分の厚みが増し、その下の骨が吸収されたり組織が変化するため、良くないともいわれています。昔は、裏装材として和紙を使ったこともあったようですが、細菌が付着しやす

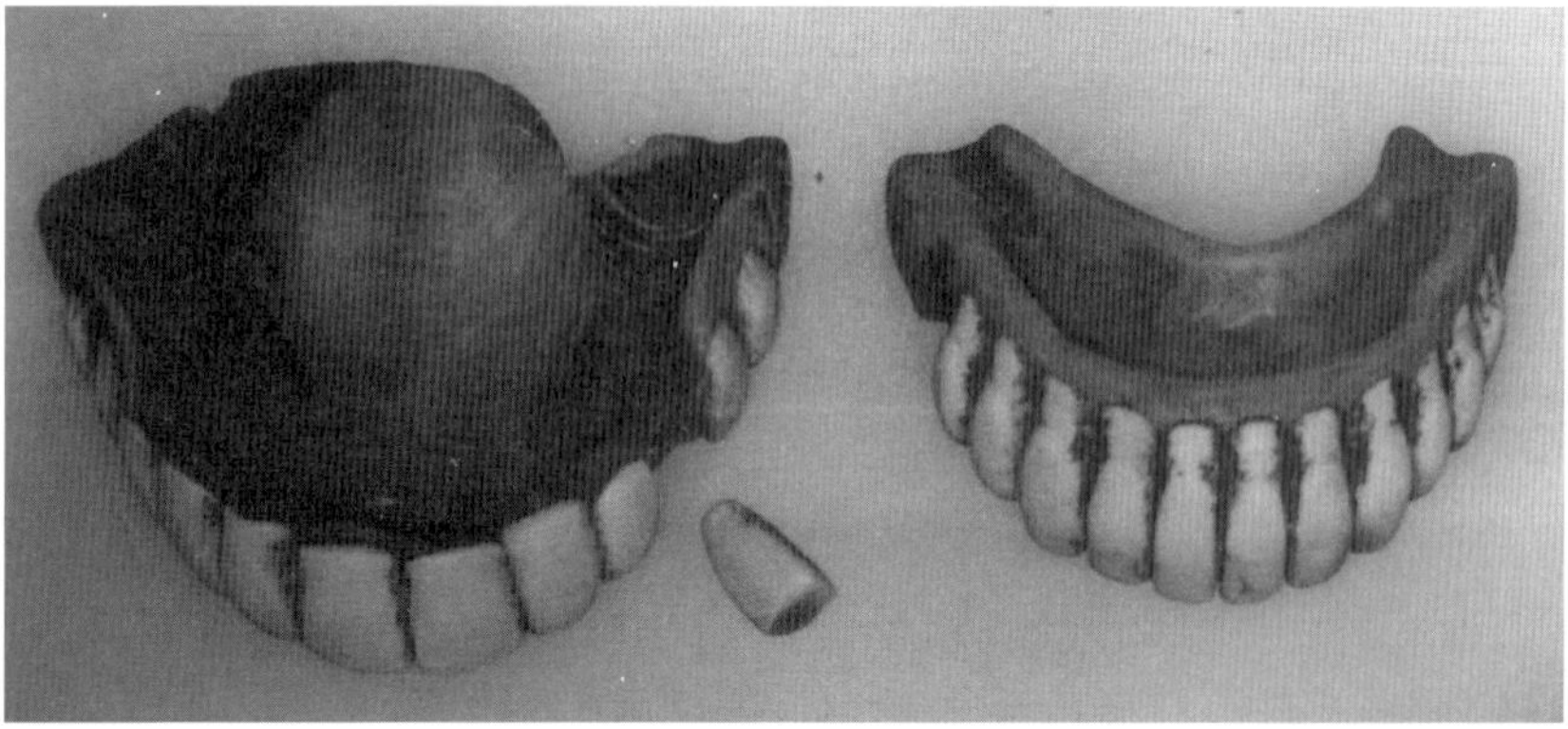

木床義歯（江戸後期）

（日本大学松戸歯学部歯学史資料室蔵）

く、入れ歯が不潔になるため、結局使われなくなったようです。ただ、少々合わなくても長いあいだ入れ歯を使っていると、逆に生体のほうから幾分なじんでくることもあります。融通のきかない人工物とは違い、生体は優しいところがあるようです。

以前、軟性プラスチックで入れ歯をつくる試みがなされたことがあります。しかし残念ながら、すぐに変形してしまい使い物になりませんでした。

日本には昔から「入れ歯師」という専門の職人がいて入れ歯をつくっていました。今でいう歯医者さんと歯科技工士さんの両方に相当する方たちで、もっぱら上流階級のお抱えになっていました。典型的な例は、徳川家康の入れ歯です。木床《もくしょう》義歯とよばれ、つげの木でつくられていました。人工歯には象牙や石が使われていました。みごとに口腔粘膜の形が再現されていて、どのようにして口の中の印象をとったのか驚きです。この木床義歯は、粘膜への吸着性に優れていたといわれています。

入れ歯が必要になったら、かかりつけの歯医者さんによく相談して、治療法の判断のために必要なお口の知識を得ていただき、ながいおつき合いをしながら、自分の口に合ったものをつくっていただくことをお勧めします。歯の悩みを解決するには、歯医者さんや歯科技工士さんの腕に不満をもつ前に、自分の体調や口の中の変化についてもう一度見直してみることも大切ではないでしょうか。

８０２０運動の落とし穴

80歳にして20本の歯を残す。これが８０２０運動です。つまり、できるだけ天然歯を残しておきましょうというものです。最近ではＭＩ（minimal intervention）といって、むし歯になったらできるだけ早く治療して、歯を抜かなくてもすむように最小限の治療で歯を温存するという考えが一般的になってきています。ですから、歯医者さんへ定期的に通い、歯石やプラーク（歯垢）を取り除いていただき、むし歯もいち早く見つけると良いでしょう。とくに、歯周病は知らず知らずのうちに進行していきます。アラフォー（40歳台くらい）世代からは要注意です。

一方、入れ歯の保持には、1本でも多くの天然歯が残っているほうが安定性が良くなります。ですから、できるだけ天然歯を残しておくのは大事なことです。ただこれらの歯も入れ歯を支えるクラスプとよばれる鉤のために入れ歯の脱着時に無理な力がかかったり、歯の側面下部の柔らかいセメント層が擦られてすり減り、むし歯になることがよくあり、やがては抜歯せざるをえない宿命を負っています。

また、認知症や寝たきりになると、この「標語」は必ずしもあてはまらなくなります。少し残っている歯がかえって口腔内の清掃の邪魔になることがあります。歯がうまく磨けなかったり口の

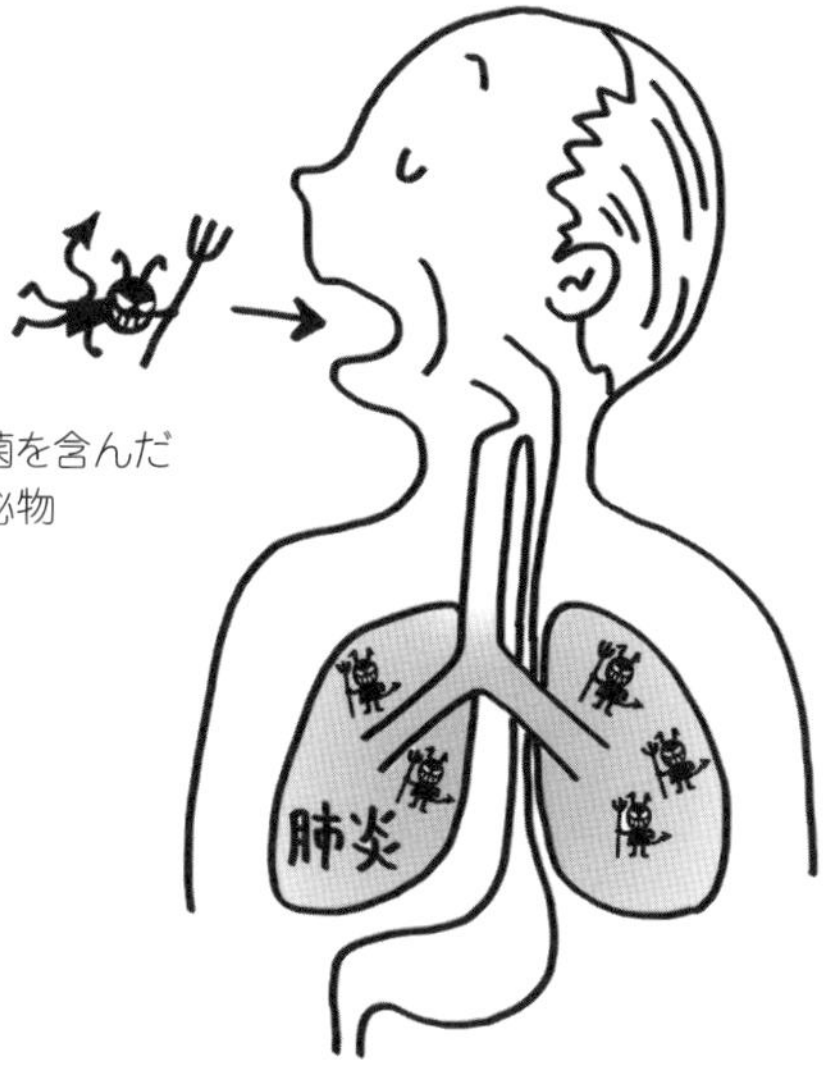

誤嚥性肺炎

中がうまく清掃できないと口の中が不潔になり、口腔内細菌が繁殖して、この細菌が肺に吸い込まれると肺炎を誘発することになります。

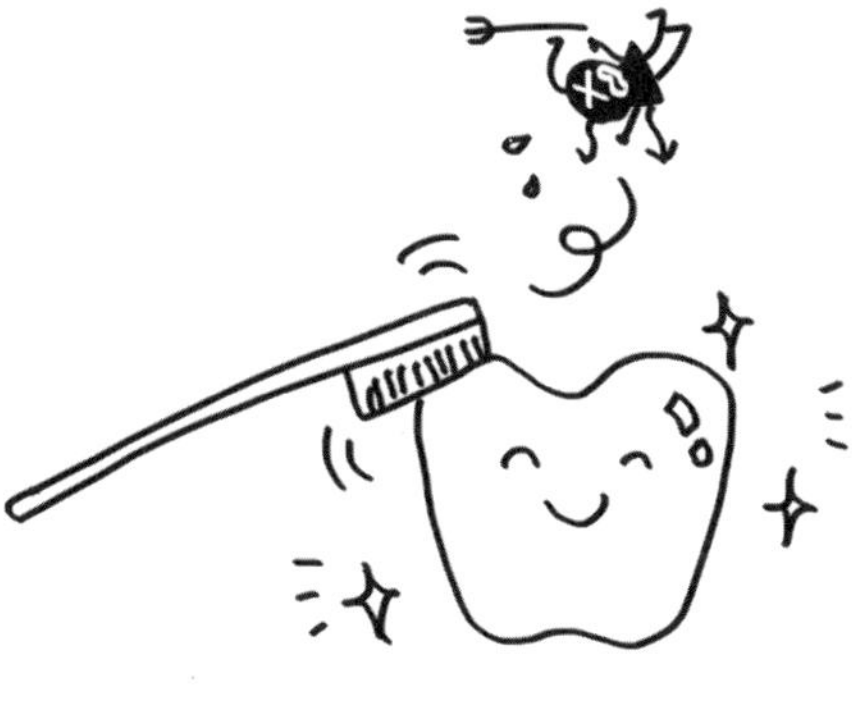

インプラントの話

最近、インプラント（人工歯根）を簡単に植えることができるようになりました。見た目もきれいで、やっかいな入れ歯の取り外しもなくなり嬉しいかぎりです。でも、気をつけてください。良いことばかりではありません。埋め込む方向が間違っていると、しばらくしてインプラントを支える骨に負担がかかり、骨が壊れてしまうことがあります。とくに、顎骨の小さい方は要注意です。天然の歯根はうまく顎骨に沿って曲がってくれますが、インプラントは、ネジを切ってまっすぐに立っているだけなので、最悪の場合、穴を空けるときに骨を貫いてしまうことすらあります。天然歯と違って、ネジを切らないとすぐに抜け落ちてしまいます。また、インプラントの方向も噛み合わせの方向にうまく合っていないと、うまく噛めなかったり、変な方向に力がかかりつづけ、やがてぐらつくということも起こりかねません。また、認知症になったり、寝たきりになると自分で歯を磨くことがむずかしくなり、口の中が不潔になって細菌が繁殖しやすくなります。ですから、顎の発達している健康な方にはインプラントはお勧めできますが、お上品なおちょぼ口の方には、かならずしもインプラントは勧められません。

実はインプラントの歴史は古く、紀元前７００年まで遡ります。当時、イタリアのエトルスカ

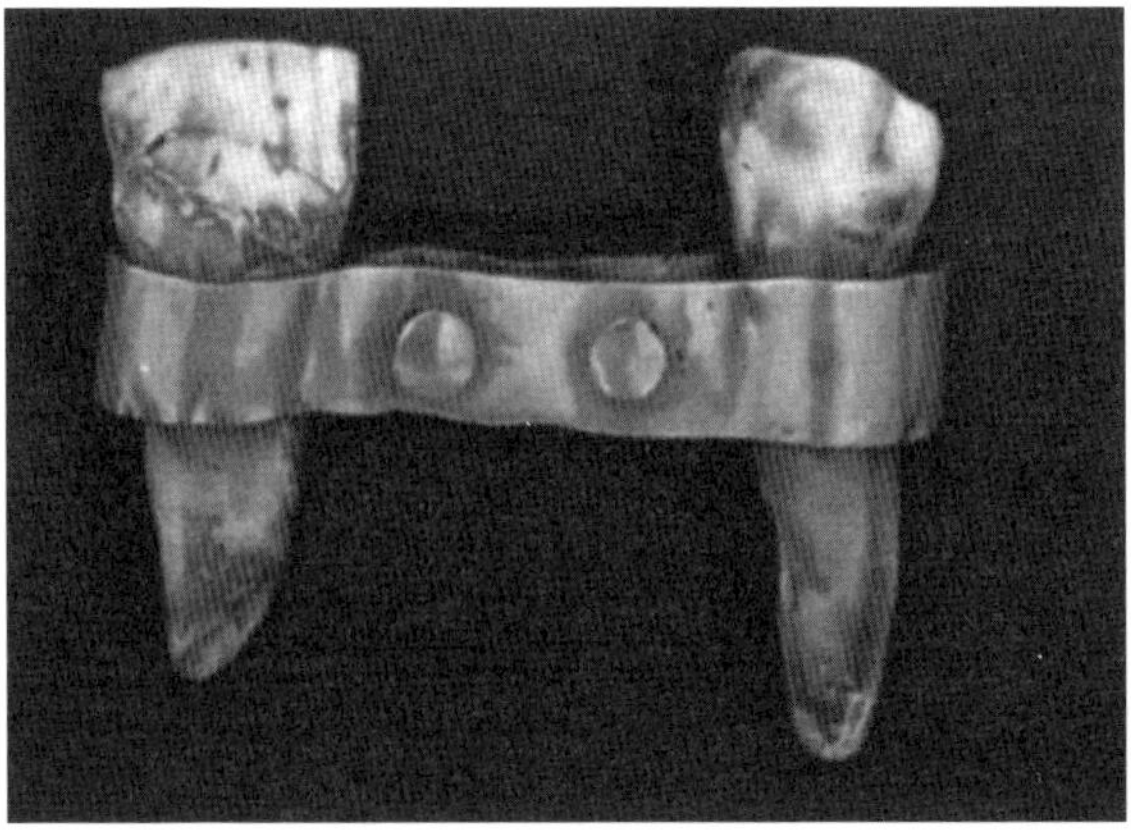

古代エトルスカンのインプラント

（The Celd Information Center のご好意による）

ンではよく行われていたようで、金でブリッジした歯の遺物がいくつも残っています。おそらく歯周病で抜けた歯を支えていたものと推察されますが、実際に機能していたかどうかは定かではありません。

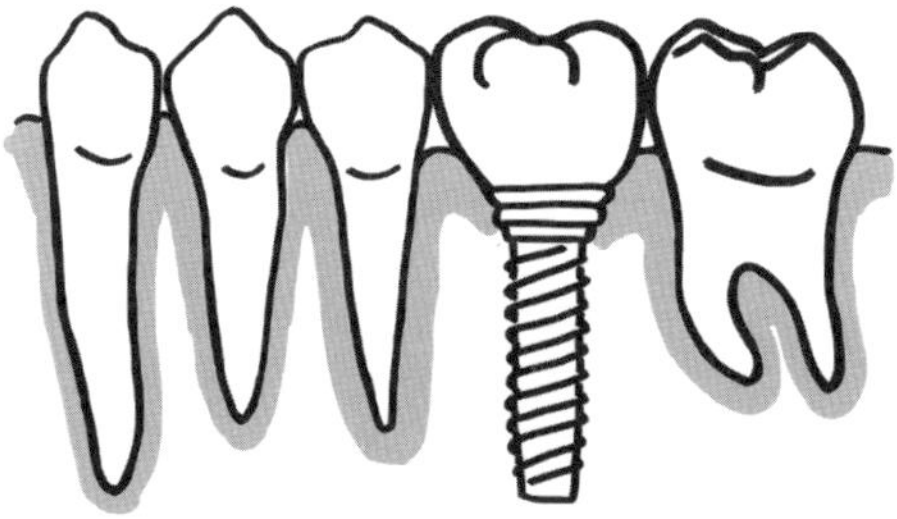

コンポジットレジンの話

昔は、歯の詰めものといえばセメントかアマルガムと相場が決まっていました。私の口の中にもアマルガムがいっぱい入っています。アマルガムは金属（水銀と銀との合金）ですから丈夫です。しかし、水銀が含まれるというので最近はほとんど使わなくなっています。実際には無機水銀で、有機水銀ほど危険ではなく、合金化するので水銀が残っていることはほとんどなく、それほど過敏になる必要はありません。

安全・安心の観点からアマルガムに代わって登場したのがコンポジットレジンです。コンポジットレジンは、シリカとよばれる無機の硬い粒子をプラスチックで固めたもので、天然の歯の色に合わせることができることから、とくに若い方には人気があります。ただ固めているものがプラスチックですから、やがて劣化する運命にあります。私の口の中では幸い10年以上活躍していますが、ときには数年で欠けたり外れたりすることがあります。その点、金属の場合には、そのような心配はありません。

最近では、色合いと丈夫さの両面からセラミックス材料が注目されています。ただ残念なことに、現在のところ健康保険は適用されず、治療費は高額になってしまいます。

お歯黒の話

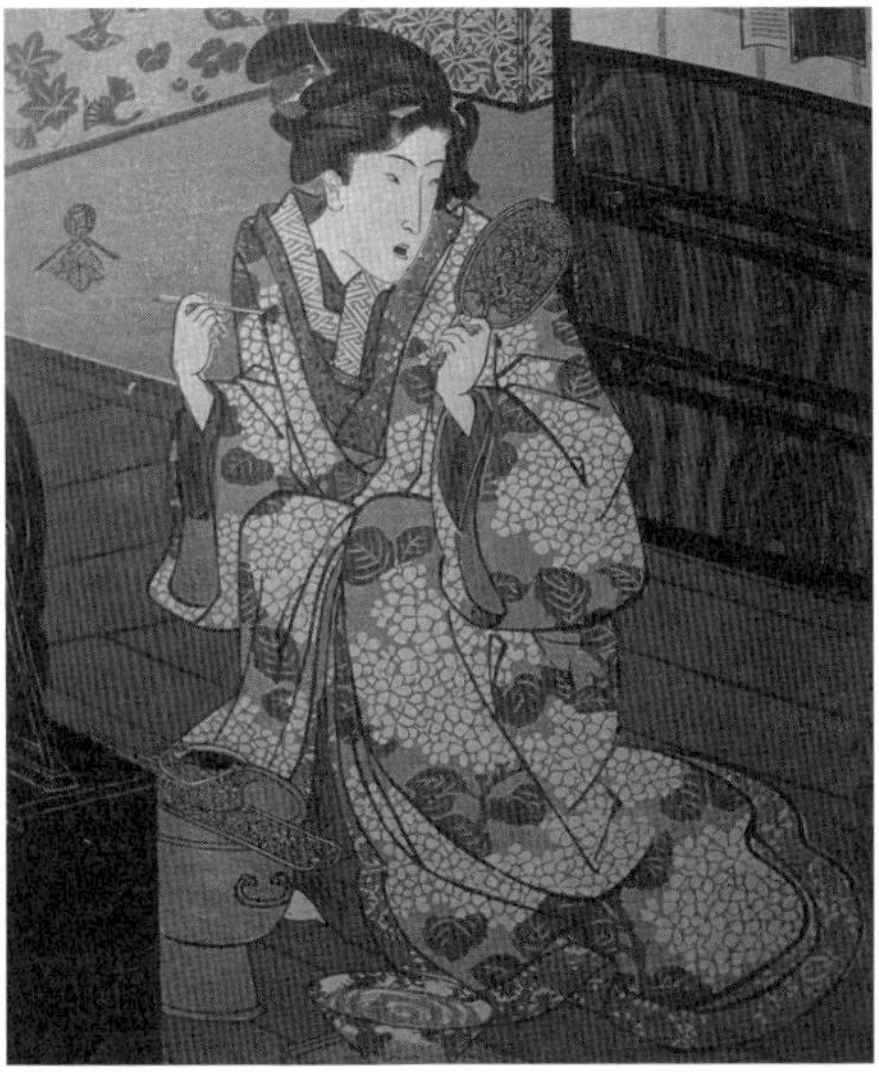

平家物語で有名な一の谷の合戦(1184年)で、熊谷直実が打ち取った平家の公達・平敦盛もお歯黒をしていたといわれています。このように、お歯黒は平安時代にはもっぱら上流階級の男性に流行していたようです。熊谷直実は、この後、若者の命を奪ったことを悔いて法然上人の教えを乞い、京都西山に念仏三昧院を開くことになります(1198年)。これが、現在の浄土宗西山総本山光明寺です。

お歯黒は江戸時代になると女性に流行し、お歯黒道具はお嫁入り道具の1つになりました。お歯黒は、もっぱら既婚女性が行っていたようです。

お歯黒は、お酢（酢酸）に鉄を加えた茶褐色の液体に五倍子《ふしこ》とよばれるタンニンを多く含む粉を混ぜて非水溶液にしたものです。ひどい悪臭がしたようで、お歯黒を塗ったあとは必ず口をゆすいでいました。

歯科医療の観点から考察すると、歯のエナメル質にペンキを塗ったようなもので、ペイント効果と鉄による溶解抑制効果から、むし歯予防に、また、タンニンはタンパク収れん作用や抗菌作用があり、歯周病の予防にも貢献していたようです。この風習も昭和の初期ころには衰退してしまいました。

意外に知られていない歯のなり立ち

歯が全部生え揃うと32本になりますが、現在ではそのようなことはまれで、たいていの場合、28～30本になります。小さいころに20本の乳歯が生え、20歳くらいまでに永久歯と入れ変わります。第三の歯はもはや生えてきません。ただし、親しらずは歯茎を突き破って生えてこなくても、そのまま歯茎の下に残っていたり、横向きに生えてくることもあります。また、まれに何本もの歯が生えずに残っていることもあります。ですから、歯の生え方が心配なときは歯医者さんにエックス線写真を撮っていただき、相談されるとよいでしょう。

歯並びをよくするために健全な歯を抜いてしまったり、歯周病でむし歯に罹っていない歯が抜けてしまうことがあります。以前は、抜いた歯は、せいぜい歯科領域の学生さんの臨床実習にしか利用されていなかったのですが、最近では「歯の銀行」をつくって、再生治療が可能になる日まで保存しておくという研究も進んでいます。

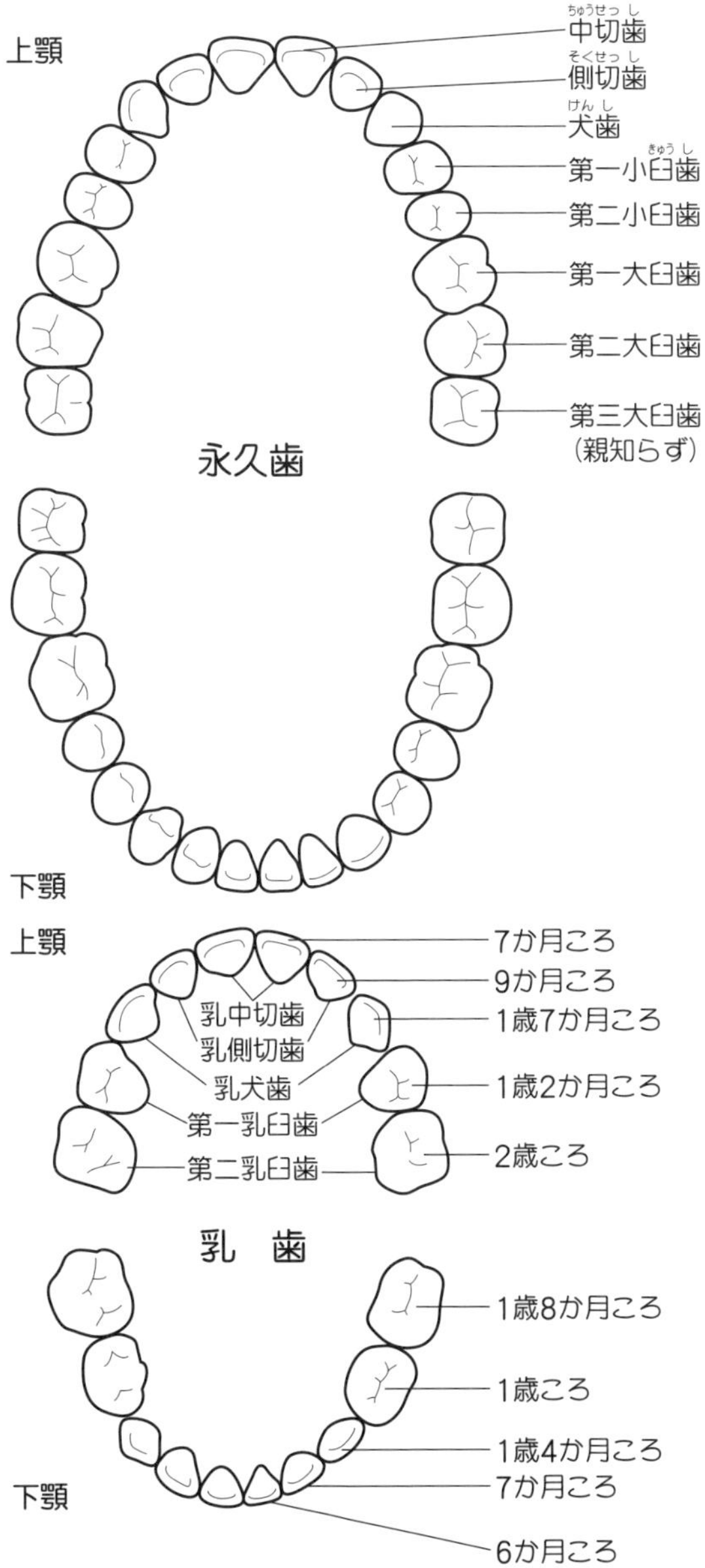

永久歯と乳歯の歯列

白い歯って？

テレビなどで、芸能人が真っ白な歯を見せてニッコリ笑っていると、思わず「すてきだな！」と思ってしまいます。でも、ちょっと待ってください。健康な歯とは、かならずしも白い歯ということではありません。よく噛めて、うまくしゃべれる歯並びを備えていることが健康な歯といえるのではないでしょうか。もちろん、白いほうが清潔感があり、タバコのヤニで黄黒くなった歯を見ると少々幻滅してしまいます。最近、過酸化水素水などを使った漂白剤も出回っていますが、このホワイトニングという方法には問題点も隠されています。せっかく白くなったのに、すぐにもとに戻った、周辺の金属の被せものや詰めものが変色した、歯の表面が荒れてきたなどトラブルが発生することもあります。まずは歯医者さんによく相談することが大切です。

歯が再生しないのはどうして？

人間の歯は「二生歯」とよばれ、乳歯から永久歯に生え替わると、それっきりで一生を終えます。ですから、むし歯になっても骨のように生体が自己修復して治してくれることはありません。

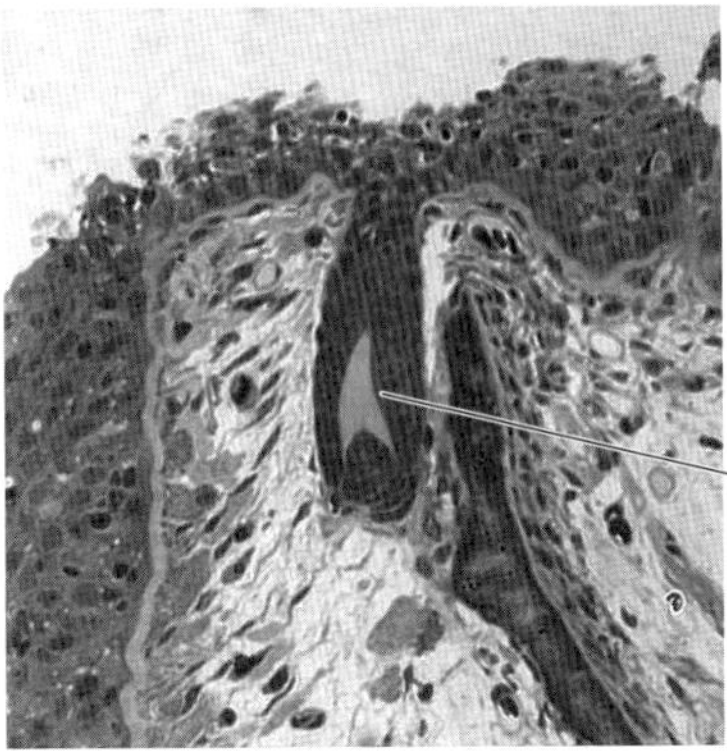

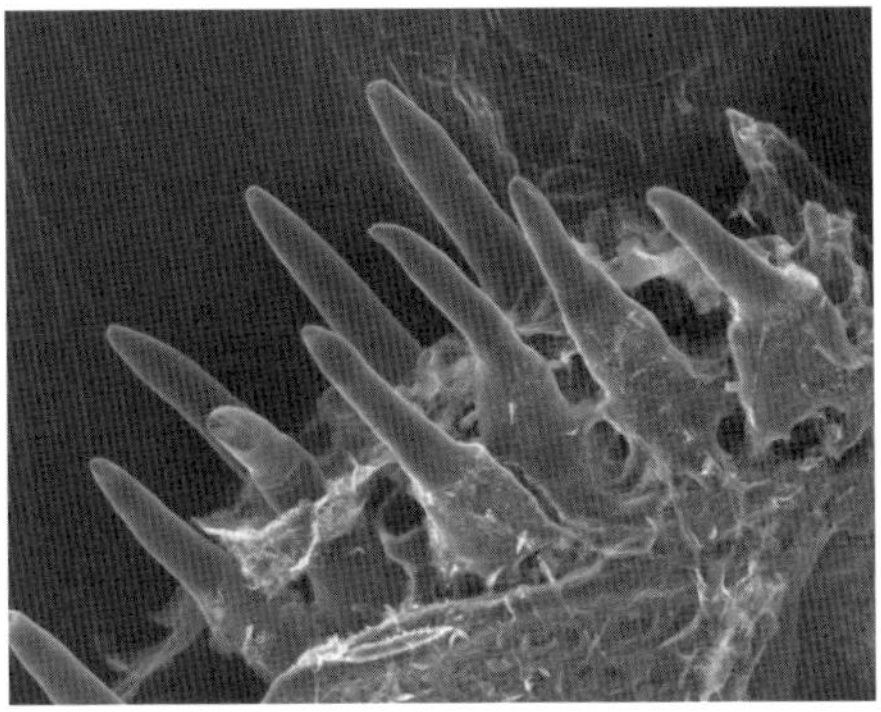

メダカの歯

ところが、魚の歯は「多生歯」とよばれ、何度も生え替わります。人間も魚の歯のように多生歯であればむし歯に悩むこともないのですが、そうはいきません。これは、歯をつくっている歯乳頭とよばれる歯の原器が、一度歯をつくってしまうと姿を消してしまうからです。最近では、この歯乳頭を支配する遺伝子は眠っているだけで、この遺伝子を目覚めさせてやれば第三の歯を生やすことも夢ではないという報告もあります。この話が本当であればすばらしいですね！

メダカの歯を観察してみると、歯がいっぱい生えていて、その下には次の新しい歯が順番を待っているのがわかります。

骨は勝手に再生する

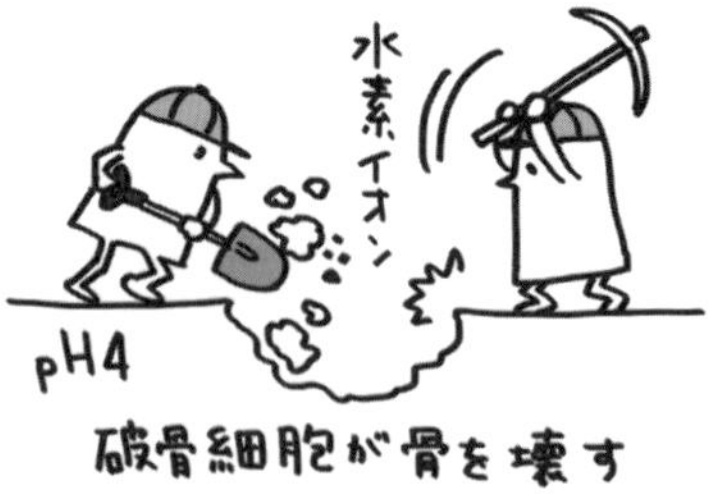

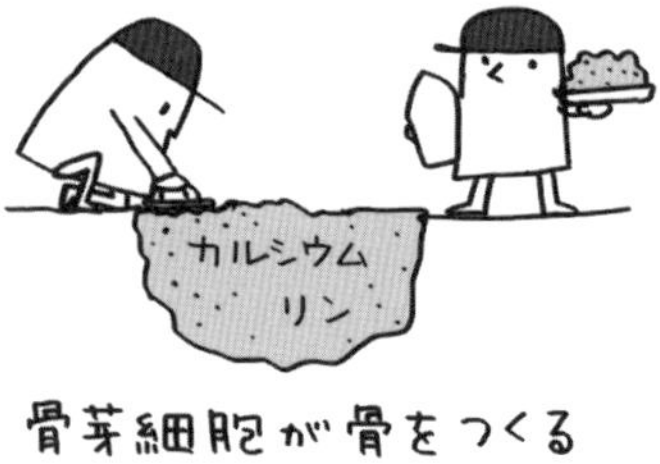

一方、骨は四六時中代謝を繰り返し、古い骨が吸収され新たな骨がつくられています。破骨細胞は、破壊しようとする骨の部分を覆って酸（水素イオン）を出し、アパタイトを溶かします。一方、骨芽細胞はそれら溶け出したカルシウムやリンを使って、せっせと骨をつくります。このバランスが見事に維持されているのです。この再生能力のおかげで骨が折れても自然に身体が治してくれます。したがって、骨折や小さな骨の欠損部位では、とくに人工材料を必要とはしません。ただ、大きな部位や再生能力の低い部位では人工骨の助けが必要になってきます。つまり、骨の再生能力も歳とともに衰え、

高齢になってくると骨芽細胞の活力がなくなってきます。そこで、若い元気な細胞を使って骨を元気にしようというのが組織工学や再生医療です。これについては、のちほど述べることにします。

むし歯はこうしてつくられる

幼いころの日常を詳細に思い出すのは、なかなかむずかしいことですが、歯がぐらつきはじめると、わざとゆすって早く抜いてしまいたいと必死になったり、歯と足の指を糸で結びつけ、寝ているあいだに自然に引っ張られて歯が抜けたというような記憶があります。そのころは歯医者さんに行くのがいやで、むし歯ができて大きな穴があいているのにがまんしたりということがよくありました。歯医者さんの電気エンジン（今はタービンで静かですが）の身震いするようなガリガリという音に、今でも夢の中で悩まされることがあります。

歯がリン酸カルシウムの「アパタイト」からできていて、これがむし歯菌の産生する酸によって溶かされるなんてことは、まったく知らなかったのです。ヤリを持ったむし歯菌が口の中にいて、甘いものを食べると歯に穴をあけると思っていました。ましてや、エナメル質が丈夫な六角形のアパタイトの結晶を積み重ねてできているなどとは夢にも思っていませんでした。それが今では、歯科教育の充実により、歯に対する予防の知識が広まり、むし歯の罹患率が年々減少しているのはすばらしいことです。ただ、気をつけないといけないのは、歯の予防に無関心な親の子どもは、ひどいむし歯にかかっていることが少なくないということです。ちまたには甘いものがいっぱい溢れていますからね。アパタイトについては、のちほど詳しくお話しします。

原始時代から人々は「むし歯」に悩まされていたようです。遺跡から発掘される古代人の歯を見ると、むし歯で穴がポッカリあいていたり、激しい噛み合わせ（咬合）により歯冠部がすり減って歯髄が露出しているようなものも見受けられます。その当時は歯医者さんもおらず、大変だっただろうなと気の毒に思います。もっとも、一般の人々が気安く歯医者さんに診てもらえるようになったのは文明開化が行われた明治以降ではないでしょうか。現在では、歯医者さんの過剰時代ともいわれていますが、患者さんにとっては大変ありがたいことです。江戸時代以前では、庶民はなかなか歯医者さんのお世話になれることはなかったのですから。

さて、むし歯は3つの要素（ホスト、むし歯菌、砂糖）によって起こるとされています。その現象は少々複雑なようにも思えますが、最終的にはむし歯菌により砂糖が分解され、水素イオンを産生し、この水素イオンによってホストである歯のアパタイトが溶かされるのです。単純にはセラミックスが酸によって溶かされる溶解現象と考えられます。

ですから、実験で歯を炭酸飲料水に長期間浸けておくと、酸に溶かされてボロボロになってし

むし歯発症の必須因子

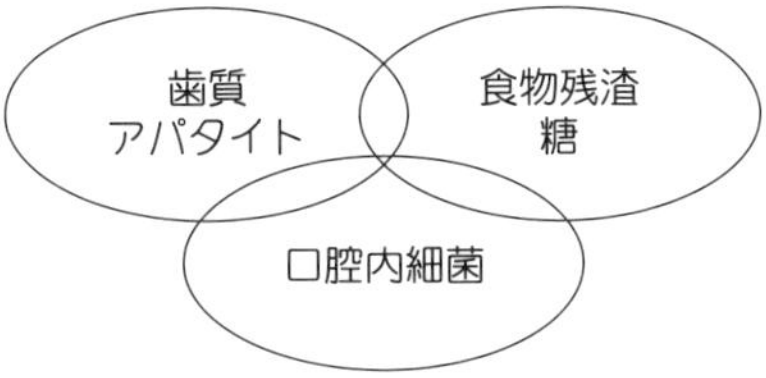

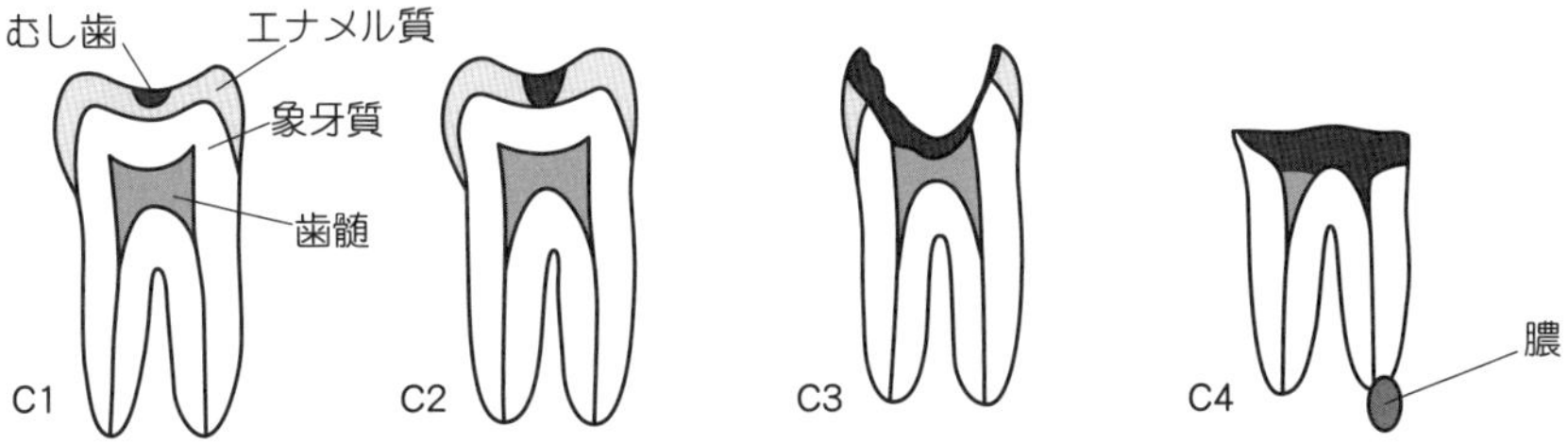

むし歯の進行

まいます。日常では炭酸飲料水はすぐに飲み込んでしまうので大丈夫ですが、赤ちゃんが乳酸菌飲料の入ったほ乳びんを加えたまま寝てしまったら、乳歯はすぐにむし歯にかかってしまいます。要注意です。中性の水のpHは7、むし歯菌の好むpHは5〜5.5です。炭酸飲料水のpHは2〜4の酸性で、歯が溶けやすくなります。

溶かされて一部残ったカルシウムやリンが再び沈殿して結晶化することがあり、これを再石灰化（再結晶化）とよびますが、詳細に調べてみるとこの沈殿によってできた結晶は、もとのエナメル質本体のような結晶に成長することはありません。したがって、厳密にいうと、いったんむし歯になった歯は決してもとには戻らないのです。ましてや大きな穴があくとコンポジットレジンや金属、セラミックスのような歯科材料による修復が必要になります。

これら歯科材料による修復の場合には、いかに歯質と材料を接着するかが問題になります。なぜなら、口の中は熱い食べ物や飲み物、冷たい食べ物や飲み物に常にさらされている過酷な環境だからです。幸いにも、近年の接着歯学の進歩により強固な接着剤やセメントが次々と開発されました。ただ、これらの材料は高分子材料を主体としたものが多く、どうしても長い年月のあいだに劣化が進み、さらには口腔内の厳しい環境、食べ物による温度変化や咬合時にかかる力のストレスのため負荷が増大します。一方、金属やセラミックスそのものは耐久性が十分あるのですが、それらは接着性がないため、どうしても有機系の接着剤やセメントが必要となり、この部分がだめになって再びむし歯になることも少なくありません。以前は、無機系のリン酸亜鉛セメントがよく使われていましたが、むし歯が再発することもあり、現在ではあまり使われていません。

むし歯の予防・抑制の特効薬としてはフッ素がよく知られています。のちのアパタイトのところで説明しますが、フッ素はアパタイトの結晶を安定化し、抗菌作用もあることがわかっています。ごくうすい濃度で効果的で、安全です。日本では現在行われていませんが、水道水のフッ素化の場合には世界保健機関（WHO）では安全基準を1ppm（百万分の1グラム／グラム、水溶液ではグラム／ミリリットル）以下と定めています。塗布剤の場合には、ごく少量ですが、どうしても千ppm以上の薬液を塗ることになるので歯医者さんにお願いすることになります。

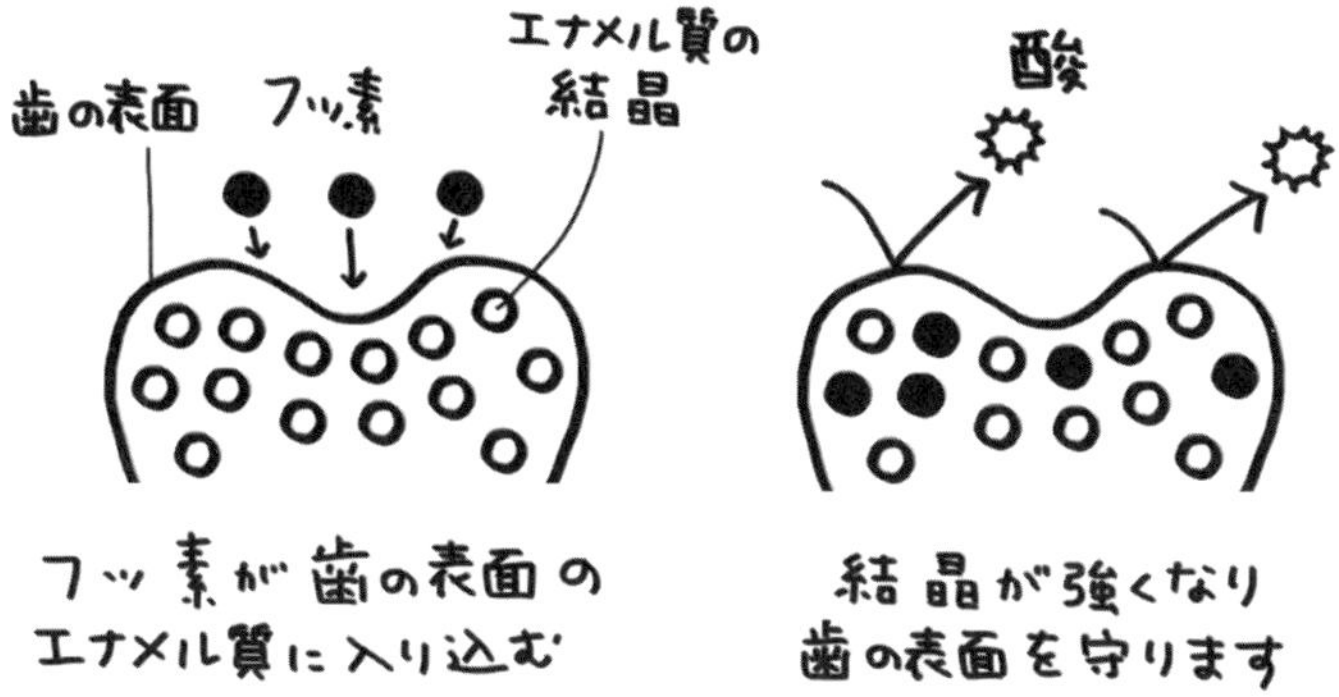
歯の表面
フッ素
エナメル質の結晶
フッ素が歯の表面のエナメル質に入り込む
酸
結晶が強くなり歯の表面を守ります

フッ素の働き

もっと高濃度のフッ素はガラスを溶かすくらい劇薬ですから要注意です。世界的に、昔から自然水に比較的高い濃度のフッ素（10ｐｐｍ～数十ｐｐｍ）を含む地域があり、その地方では自然水を飲み続けていると、ときに斑状歯とよばれる歯の形成障害が発生することがあります。日本でも、以前一部の地域で水道水のフッ素化が試みられましたが、誤って貯水槽に高い濃度のフッ素が供給されたことがあり、斑状歯が発生して、それ以来水道水のフッ素化は行われていません。ただ、誤解のないようにしていただきたいのは、斑状歯は歯の形成期に発生する病気で、成熟した歯では起こりません。注意しなければならないのは、赤ちゃんや小児のように歯が生え替わる時期の人々です。また、高濃度のフッ素を含む自然水を利用している地域では、骨硬化症という病気が発生することがあります。フッ素との因果関係はいまだ十分解明されていませんが、高濃度のフッ素を取り込むと骨のしなやかさがなくなり、もろくなります。

歯周病の危険性

歯茎（歯周組織）は驚くほど精密につくられています。歯根と顎骨は歯根膜とよばれる結合組織でつながれていて、この歯根膜が傷つくと歯がぐらついてくるのです。そのバロメーターが歯肉の炎症で、リンゴのように真っ赤に腫れあがっていると内側の歯根膜もかなり傷んでいることが想像されます。たいていの場合、細菌により炎症が起こるので、あっという間に炎症が広まり、1本の歯だけにとどまることはありません。その点、むし歯は穴のあいた部分に限定されています。したがって、歯周病にかかると、かなりの歯が一度にぐらついてくることがよくあります。歯に自信をもっていた人ほどショックは大きなものになります。「自分はタバコを吸っているので、ニコチンによる殺菌作用やコーティング作用でむし歯や歯周病の心配はない」と豪語していた人ほど、40歳をすぎたころから突然歯周病が襲ってくることがあります。

歯根膜は「膜」という表現が使われているので、ひ弱な感じがしますが、実はシャーピー線維という細いけれども非常に丈夫な糸を縄のように束ねた線維が、何本も歯根膜と直交して横向き

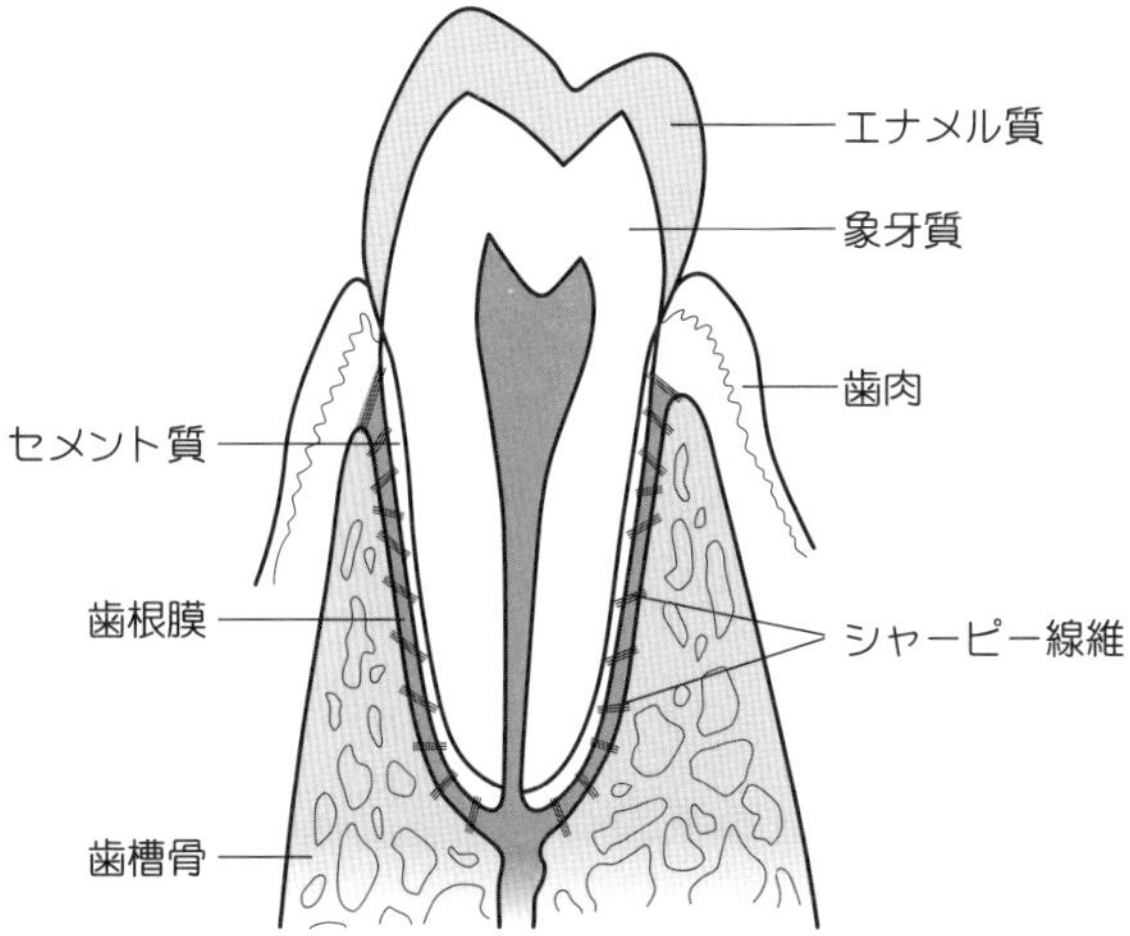

歯槽骨やセメント質に入り込んでいる末端部分を，
とくにシャーピー線維といいます。

歯根膜線維

に歯根と顎骨を結びつけ、しかもその両端は歯根や顎骨の奥深くまで入り込んで、しっかりと根を張り、容易には抜けないようになっています。まるで吊り橋が何本ものロープで支えられているような感じです。だからこそ、歯はしっかりと固定されている反面、咬合による衝撃をうまく吸収し柔軟に対応できるようになっているのです。現在の歯科インプラント(人工歯根)には、まだこのような高度な機能は備わっていません。

　このシャーピー線維は、歯や顎骨ができるときに同時にできるものですから、いったん切れてしまうと簡単には修復できません。歯根膜の再生研究が進められていますが、歯根部のセメント質が再生しないかぎり歯を強固に支えることはできません。しかも、この歯根膜やシャーピー線維を修復することのできる歯科材料は、いまだ開発されていません。ですから、残っている歯をどうか大切にしてください。

歯磨きの大切さ

このようなことから、歯磨きはむし歯の予防とともに歯周病の予防・抑制にきわめて大切です。プラーク（歯垢）や歯石が歯の周囲に残っていると、どうしても細菌が繁殖しやすくなります。細菌を口の中から完全に追い出すことは不可能ですが、細菌が安住できる環境を与えないことも重要です。

そのためには、歯磨きを食後できるだけ早く、しかも毎回行うことをお勧めします。食事の残りかすは細菌にとって絶好の栄養源です。おおいに食べて元気になり、活発に動き出します。また、糖類を分解して酸を出し、歯のアパタイトを攻撃してむし歯をつくります。一方では、その老廃物が歯肉の炎症を起こします。歯ブラシだけで十分除ききれない場合には、歯間ブラシや糸ようじ（デンタルフロス）をお勧めします。そんなに長く歯を磨く必要はありません。数分で結構ですから食べかすを除いてください。その際、少し歯磨き粉を使われるとよいでしょう。多くつける必要はありません。食器を洗うときに洗剤を使うのと同じ理屈です。汚れの落ちにくいものには洗剤が効果的なように、歯磨き粉が有効です。

世の中には「自分はめったに歯磨きをしたことがないが、歯は丈夫だ」という方もおられます。遺伝子的に丈夫な歯をもって生まれてくる方もあります。しかし、そういう人にかぎって歳をとると歯周病に悩まされることも少なくないのです。ご用心！ご用心！

歯ブラシと歯磨き粉の話

昔から「武士は食わねど高楊枝」という言葉があります。たとえ貧乏で空腹でも、さも満腹しているような振りをし、武士の清貧や体面を重んじる気風や尊厳を誇示する言葉として武家社会でもてはやされたように、歯間の簡便な掃除用具として妻《つま》（爪）楊枝が用いられてきました。この妻楊枝は、現在ではもっぱら歯冠を掃除するのに用いられていますが、昔は、歯ブラシに相当するものとして房《ふさ》楊枝がよく用いられていました。房楊枝とは、柳や竹の一端をくだいて房のようにしたもので、江戸時代に流行していたようです。歯の清掃だけでなく舌の掃除やマッサージに、また、お歯黒を塗るときにも利用されていました。歯ブラシの毛としては、以前は、豚や馬の毛も用いられていましたが、現在ではナイロン繊維が主流です。最近では、電動歯ブラシも出回っています。

歯磨き粉は、すでにお話ししたように必ずしも必要ありませんが、歯磨きの時間的効率を上げ、汚れを取りやすくするという点では、洗剤と同じような理屈で有効です。歯磨き粉にはむし歯予防、歯周病予防やプラークの付着防止など目的に合った成分が含まれています。おもな成分としては、湿潤剤としてグリセリンやソルビトール、清掃剤として無水ケイ酸や炭酸カルシウム、発泡剤としてラウリル硫酸ナトリウム、香味剤としてメントールやミント、薬用成分としてフッ化ナトリウム（むし歯予防）やイソプロメチルフェノール（歯周病予防）などが含まれています。昔は、塩を歯ブラシや房楊枝につけて歯を磨いていました。歯の清掃と殺菌作用の一石二鳥の効果があったようです。

骨粗鬆症って？

骨のイメージというと、骨折してギブスをはめ、松葉杖をついて歩く姿がうかびます。骨折しても、1か月もしたら骨がくっつきもとに戻るのですから、考えてみたら偉大なことです。しかし、当然のようにあまり深くは考えません。材料学的観点からすると、これは驚くべきことです。身体が自らまったく同じ組成の接着剤を出して自己修復しているわけですから、人工のいかなる接着剤もかないません。これが、まさに骨の再生ということになるのですが、骨芽細胞がせっせ

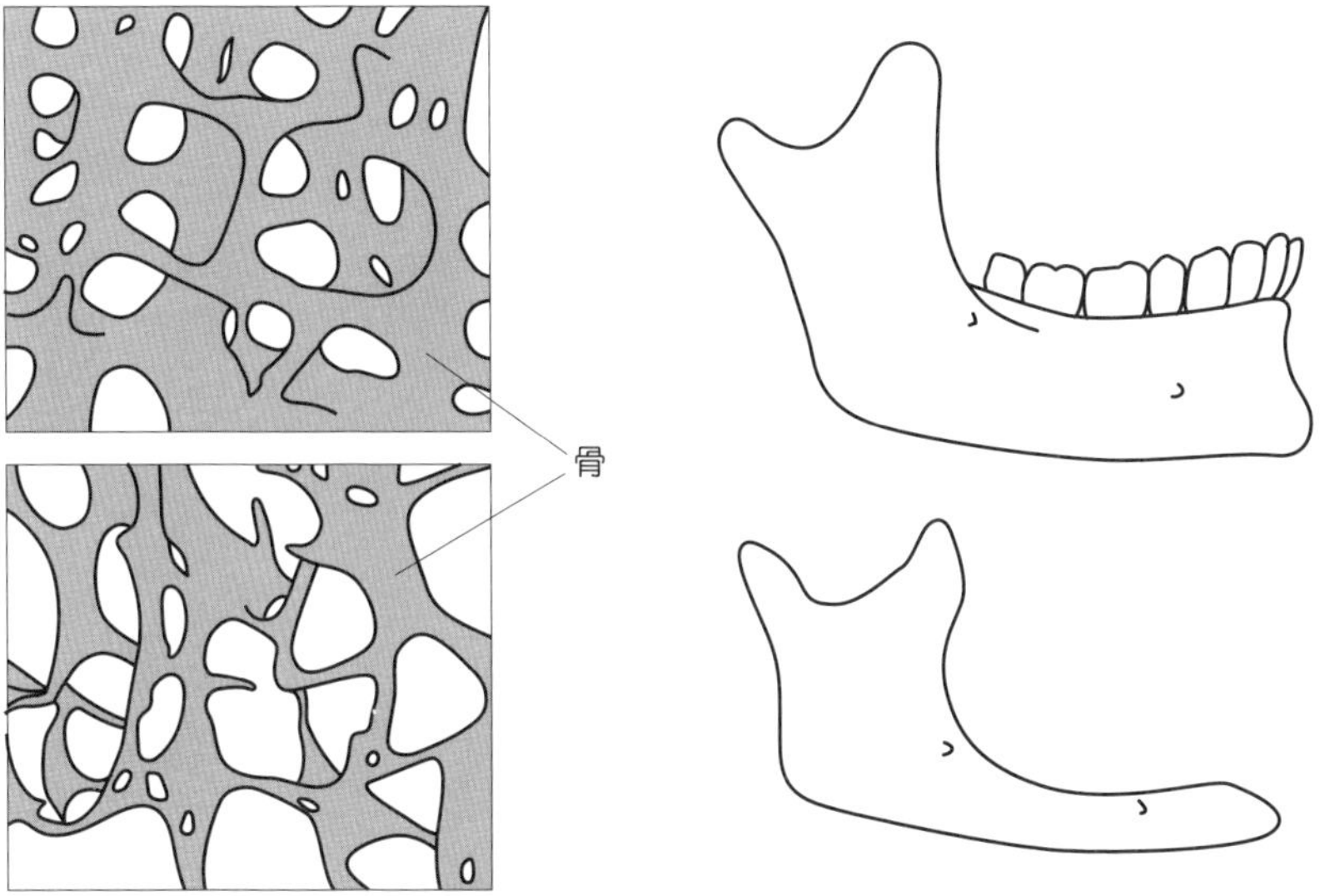

健康な骨（上）と骨粗鬆症（下）

と骨をつくっているイメージは浮かびにくいかも知れませんね。

手の指を例にとると、生まれたばかりでは関節が離れていてぐにゃぐにゃです。ですから赤ちゃんや小さい子どもの扱いは気をつけないといけません。それからゆっくりと成長し、15歳くらいでようやく完成します。20歳台になると成長も止まり、それ以降はもっぱら退化の道を歩みはじめます。早い人では40歳くらいから骨の吸収が促進され、気がついたら骨がスカスカになっていたということもあります。これが、いわゆる骨粗鬆症です。口腔内でも同様に骨吸収は起こります。とりわけ顎骨の吸収は、歯が抜けて力がかからなくなると進行が早くなります。せっかくつくった入れ歯が合わなくなるのも、1つはこの理由によります。

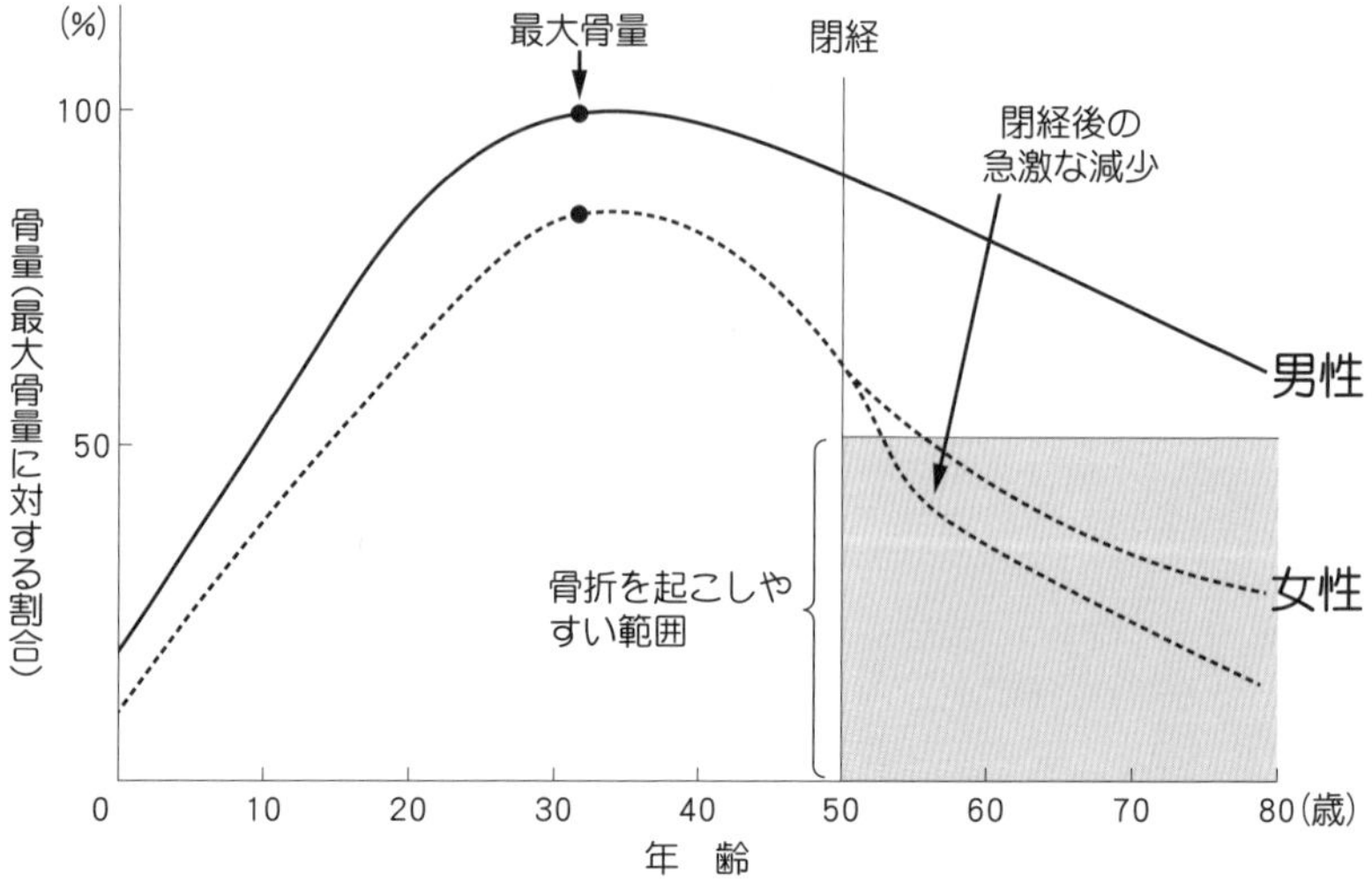

加齢に伴う骨量の生理的変化

（公益財団法人 骨粗鬆症財団 HP より）

骨は日々代謝され、常に骨形成と骨吸収のバランスが保たれています。ところが、40歳をすぎたころから、とくに女性では早く骨の吸収が進みます。男性も遅れて50歳くらいから同じように骨吸収が進行します。おもに骨の内側（海綿骨）が徐々にスカスカになり脆くなってきます。骨を構成している無機質（アパタイト）も有機質（コラーゲン）も吸収され、しなやかさを失い、脆くなって空洞化します。これが骨粗鬆症のはじまりです。長期にわたって進行するので、すぐにはその兆候を捉えることはありません。老いてつまずき、はっと気がついたら立つことができず骨が折れていた、ということはときどきあることです。そうなると、人工股関節のような生体材料のお世話になることになります。高齢社会を迎え、このような患者さんがずいぶん増えているそうです。定期健診で骨密度を測ったりするのも、その対策の1つです。生理学の教科書をみると、骨の代謝バランスが示されています。カルシウムやリンを毎日摂取し、増えると排泄し、不足すると骨から体内に供給しています。これをミクロ的にみると、すでにお話しした骨芽細胞と破骨細胞の働きということになるのです。よく栄養学や新聞のサプリメントの広告で、カルシウムを1日600ミリグラム、マグネシウムを300ミリグラムとることを勧めているのは、このことです。

骨はミネラルの貯蔵庫

このように骨は、ミネラル（もともとミネラルとは鉱物 mineral をさす言葉）の貯蔵庫ということで、骨や歯を構成する主要元素であるカルシウム、リン以外にも大切な多くの微量元素を蓄えています。たとえば、マグネシウムは身体の中の化学反応をすみやかに進行させる触媒として大変重要ですし、鉄はわれわれの生命維持に不可欠な赤血球中のヘモグロビンの中心核元素として酸素の運搬に携わっています。亜鉛やケイ素もごく微量とはいえ、なくてはならない元素です。

一方、水銀やニッケル、鉛のように、身体の中に取り込まれると好ましくない元素もあります。ましてや最近の原発事故により放出された放射性元素セシウム、ヨウ素、ストロンチウムなどの危険な元素も、否応なく空気中から、あるいは食物に付着したかたちで身体の中に吸収され、骨に蓄えられます。

骨粗鬆症でなくてもカルシウムが不足する場合があります。腎臓の機能が正常に働かなくなる腎不全という病気です。骨はカルシウムのような重要ミネラルの貯蔵庫として知られていますが、日々その体内でのバランス調整の役割を担っているのが腎臓です。そら豆状の形をしたこぶし大の腎臓にはネフロン（糸球体）とよばれるミクロの腎単位が左右で約200万個あり、体内の老廃物（代謝終末産物）を水と一緒に1日に約180リットル濾過しています。そしてネフロンには、水と大切なミネラルや栄養素を99パーセント再吸収し、不要な老廃物だけを1日1.8リットルほど尿として排泄する機能が備わっています。その指令の伝達係が副甲状腺ホルモン（上皮小体ホルモン）で、両者の高機能性によってミネラルのバランスが維持されています。腎不全になると漏れるほうが多くなってミネラルが不足することになります。そうなると、骨もバランスが崩れカルシウム不足になってしまいます。現在、この腎不全患者に対して活躍しているのが人工腎臓です。腎移植という手段もありますが、ドナーも限られるので人工腎臓に頼っているのが現状です。

余談ですが、1960年代、世界に人工腎臓は数台しかなく、どの患者を最優先するかということで「ブラック委員会」なるものがアメリカに組織されたそうです。若者か年寄か、女性か男

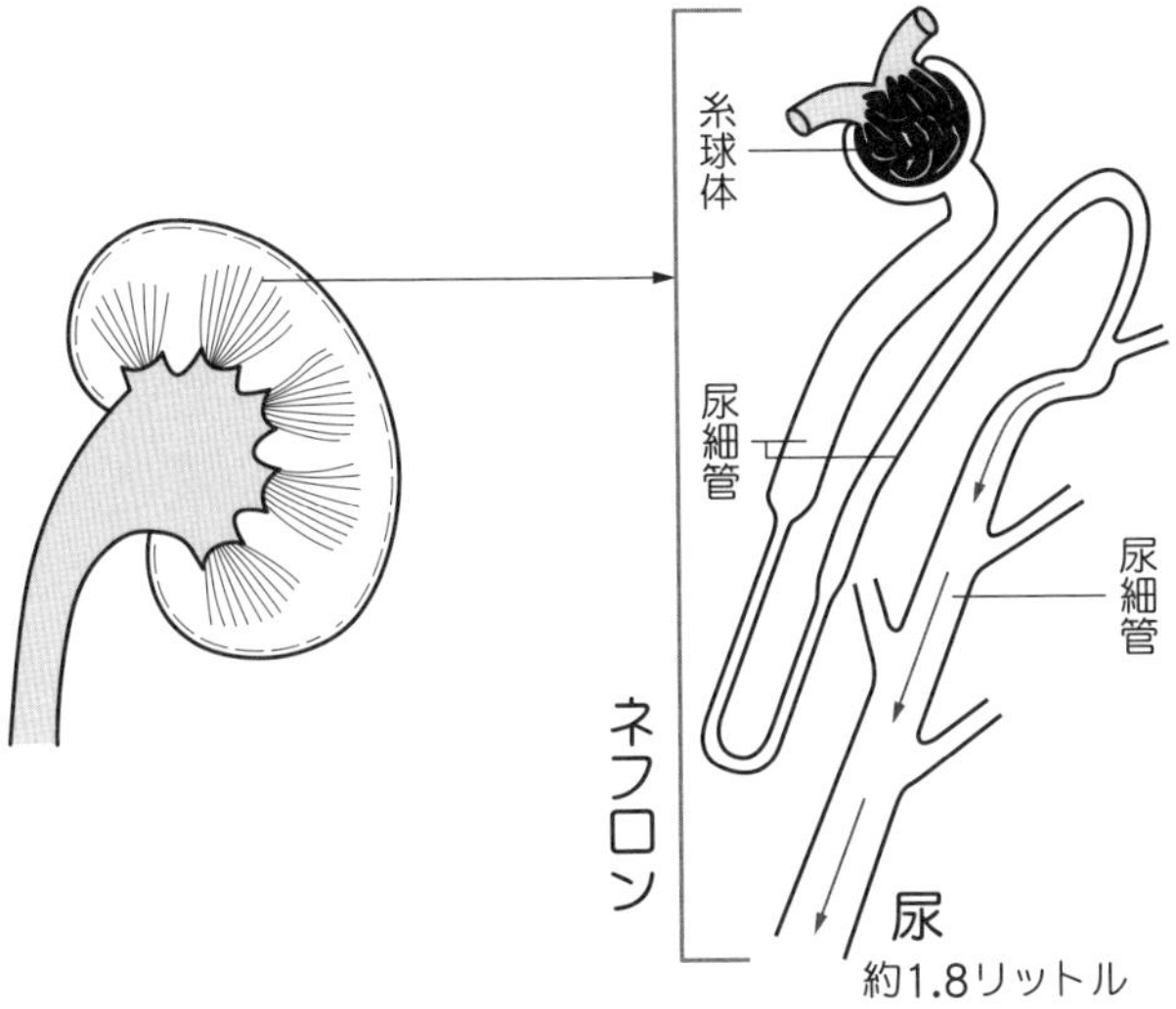

ネフロン

性か、お金持ちか貧乏人か、いろいろ議論されたようですが、結局人の命に優劣はつけられないということで委員会は解散になったということを聞いたことがあります。医療の本質にかかわるエピソードですね。

その後、人工腎臓の台数も飛躍的に増え、日本では健康保険も適用となり、多くの患者さんがその恩恵を受けることができるようになりました。ただ、現在の人工腎臓は老廃物の除去のみで、自然腎のような高度の再吸収機能は備わっていません。早くiPSのような細胞からネフロンがつくり出され、現在の人工腎臓にとって代わる日がくるといいですね。歯の再生が早いか、腎臓の再生が早いか、非常に興味のあるところです。

宇宙飛行士の話

宇宙ステーションに長期間滞在した飛行士が地球に帰還した際に、二足歩行が困難であったり、骨がやせ細っていたとの報道をよく見聞きします。どうも、骨代謝は力学的なストレスがないとうまく維持できないようです。電気的刺激も骨の形成に影響を与えているようで、マイナスに帯電した部分には骨ができやすく、プラスに帯電した部分には骨ができにくいという報告があります。また、極性を帯びた骨では、やはりN極側に骨ができやすいとの報告もあります。恐らく骨芽細胞が刺激を受け、骨が生成しやすくなっているものと考えられます。いずれにせよ、なんらかの刺激がないと骨は弱くなってしまうようです。

2種類以上の物質が混合して1つの結晶をつくる「混晶」

人間の骨や歯はリン酸カルシウムのハイドロキシアパタイトからできているのに、貝殻は炭酸カルシウムというのは不思議です。海水や湖、川の水には炭酸がいっぱい溶け込んでいて、カルシウムが存在すると石灰化しやすくなるのはわかります。ところが、なぜ哺乳動物はリン酸カル

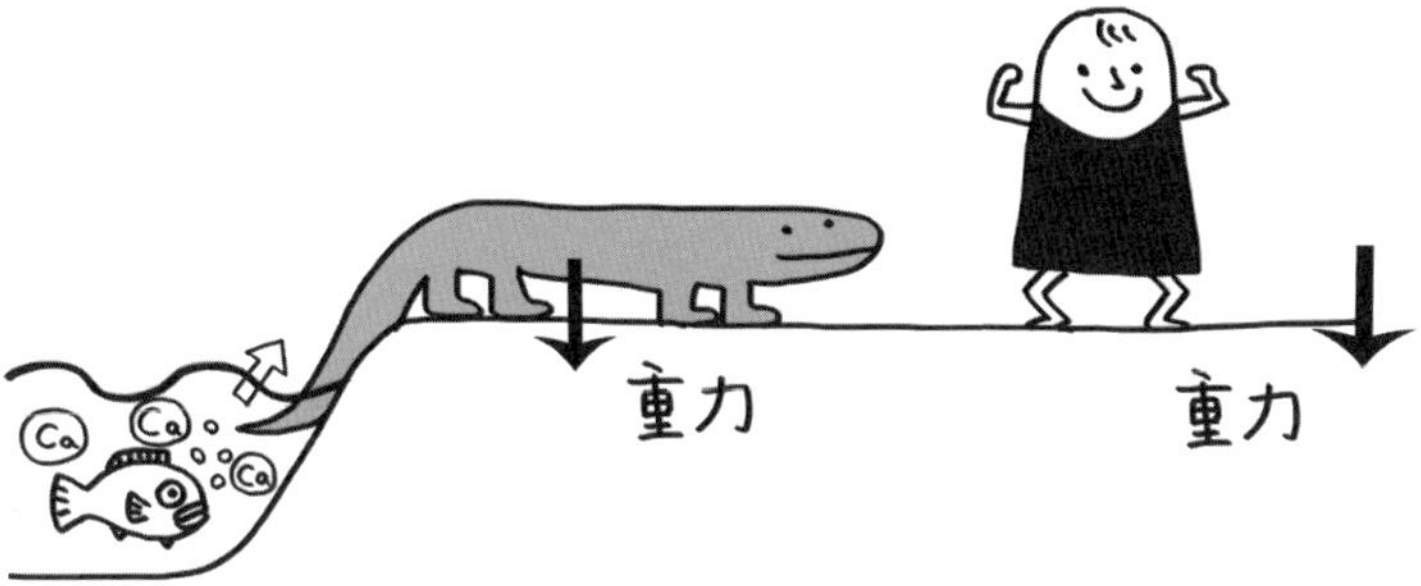

骨や歯の象牙質の主成分は、タイプI型コラーゲンとハイドロキシアパタイト（リン酸カルシウムの一種）です。骨は、カルシウムをはじめとしたミネラルの貯蔵庫として、また、重力に対抗して身体を支え、脳や脊髄、心臓などの臓器を保護しています。

シウムを骨格の主成分に選んだのでしょうか。一説によると、海水から陸上に上がった哺乳動物はリンを主体としたシステムを構築し、その貯蔵庫として骨が選ばれたというので、この説が有力視されています。たしかにリンは細胞のエネルギー代謝の中心的役割を担うアデノシン三リン酸（ＡＴＰ）の主構成成分であり、生命維持には欠かせない元素です。

ここで面白い話があります。海辺の近くで、ときどきハイドロキシアパタイトと炭酸カルシウムの混在した結晶（混晶）が見つかることがあります。なぜ、炭酸カルシウムの中にハイドロキシアパタイトが混ざって結晶化するのか、筆者もずいぶん不思議でなりませんでした。ひょっとしたら人間の骨がハイドロキシアパタイトからなることの謎を解き明かしてくれるのではないかと必死になってさまざまな文献を探しつづけました。その答えは意外にも鉱物辞典からみつかったのです。貝殻やサンゴで固まった炭酸カルシウムの岩石に海辺の鳥が糞をし、一部炭酸カルシウムを溶かすことにより溶出したカルシウムと糞の中のリンとがハイドロキシアパタイトとなって再結晶化したというのです。たしかにハイドロキシアパタイトのほうが炭酸カルシウムに比べて溶けにくいので、納得のいく話ではありますが、謎は解けずじまいです。これに関しては、後述の「アパタイト」のところで、もう少し触れることにします。

歯科矯正の話

最近、歯科矯正をしている若者をよく見かけます。通常2〜3年くらいかかるこの治療にがまん強く耐えると、みごときれいな歯並びになるのは圧巻です。当初は、力のかけ具合がうまくいかず失敗したケースも多かったようですが、今や矯正治療も確立し、安心して治療が受けられるようになっています。以前は、長期間着けるブラケット（矯正用のワイヤーを支える金具）の接着が弱く、ときどきはずれたり、ずれたりというケースもあったようですが、現在では接着剤がよくなり十分すぎるほどの接着力が得られるようになっています。逆に、接着力が強すぎて、ブラケットを外すときにエナメル質まで傷つけることがたまにあるようです。

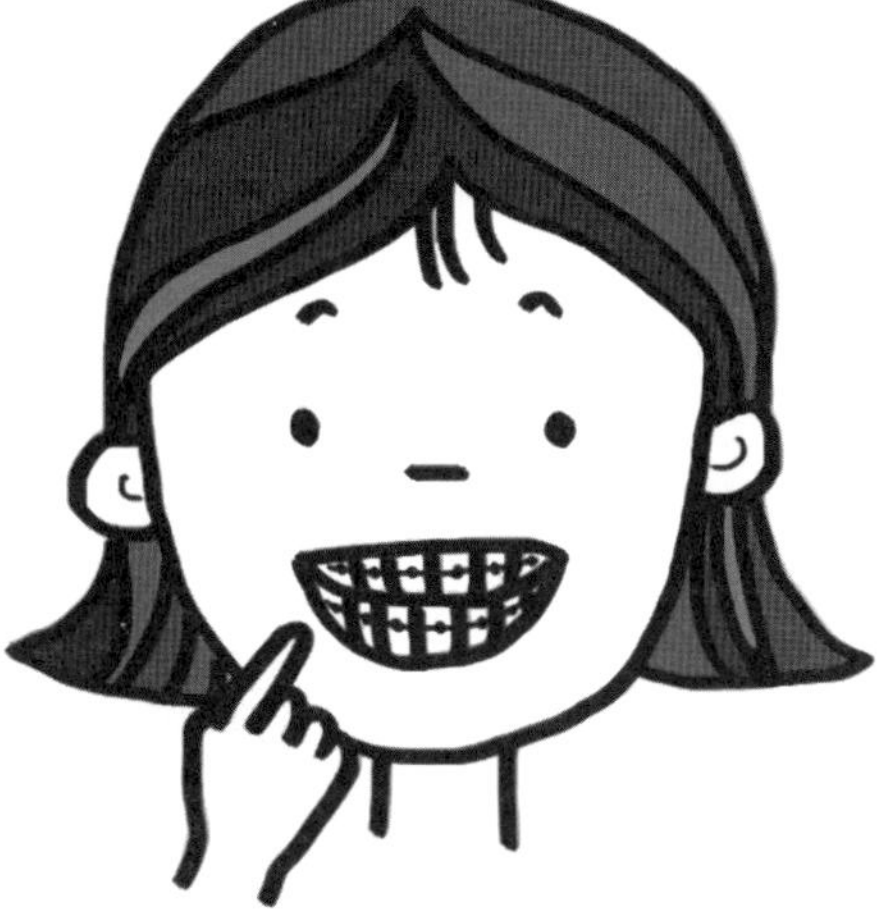

電気磁石のように、くっつけたいときにはピタッとくっつき、はずしたいときにはパッとはずせるようなブラケットがあるとよいのですが、なかなかそうはいかないようです。

ブラケットは通常、金属でできていますので、見栄えが悪く、透明のプラスチックなどが使われたこともありますが、強度的には少々不安があるようです。歯科矯正を行うのは10～20歳台の人が多いようですが、50歳台の人も可能です。

金属アレルギー

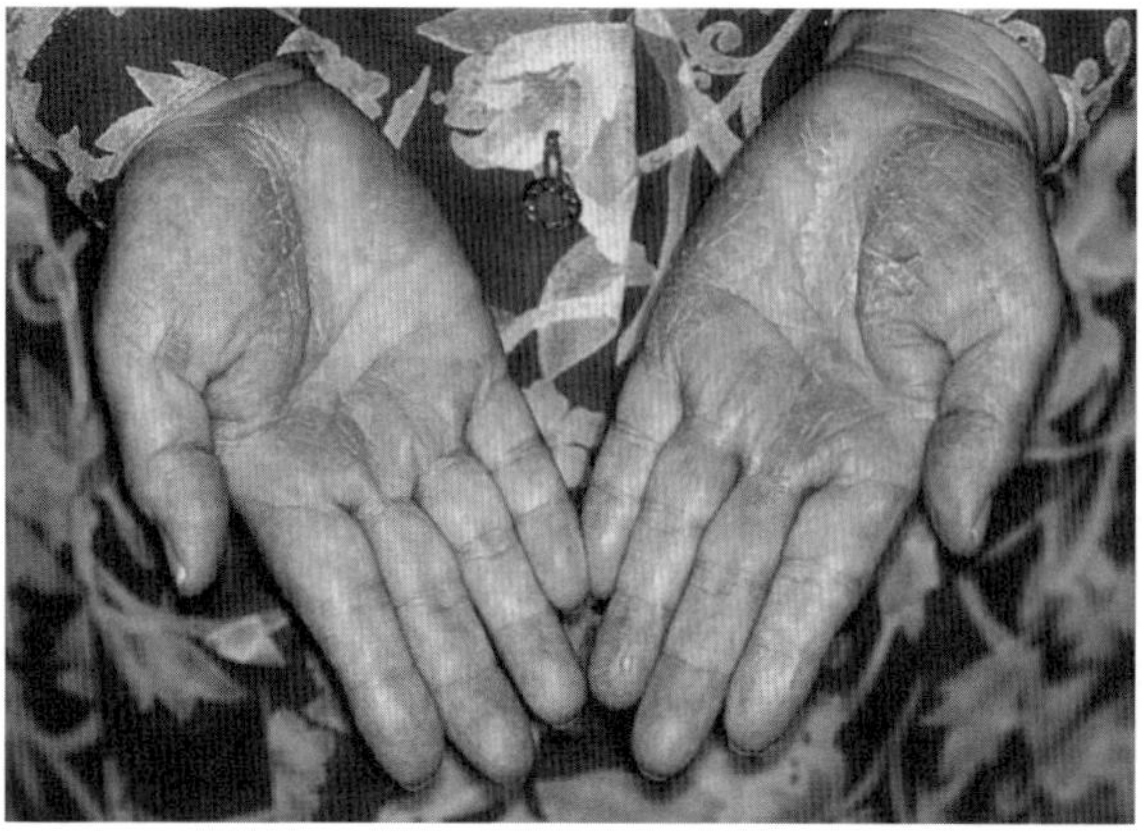

金属アレルギー

（高　永和先生のご厚意による）

　アレルギーは非常に複雑な生体反応で、原因がなかなかすっきりと特定できない傾向にあります。なかでも、歯科用金属と全身的アレルギーとの因果関係となると、さらに解明が容易ではありません。ただ、これまでいくつもの症例が報告されているので、少し紹介することにしましょう。

　アレルギーは一般に、身体の柔らかい部分に発症しやすく、口腔粘膜や顔、手などに、しばしばかゆみを伴って赤く腫れ上がります。身体の抗体が今まさに攻撃している最中だと冷静に眺めてなどいられません。かゆくて思わずカリカリと掻いてしまうと、さあ大変、どんどんかゆみと赤みが増してきます。

その原因が口の中に詰めたり被せたりした歯科用金属にあるというので、すべて金属を除去してセラミックスに代えたところ、すっかりアレルギーがおさまったという話を聞きます。金属元素のなかでも、ニッケルやクロムなどの金属はごく微量ですが口の中へ溶け出し、これが全身に廻ってアレルギーを発症するといわれていますが、いまだ因果関係は完全には解明されていません。金や白金（プラチナ）などの貴金属ですら、アレルギーの原因になると考えている学者もおられます。最近では、パッチテストといって、アレルギー反応の度合いを調べるため、各種の金属を含んだシールを皮膚に貼って、その反応をみる試験も簡単にできるようになっています。金属アレルギーは、個人によってずいぶんと異なるので、専門医に相談されることをお勧めします。

歯と骨の再生

再生というと、すぐにトカゲの尻尾のように切れてなくなったものが再び生まれ出てくるようなイメージを連想します。人間の場合には、高度に進化しすぎてしまったのでしょうか、どうも再生能力が低いようです。それでも骨が折れるとくっつくし、皮膚も周期的に新陳代謝をして新しいものに入れ替わっています。ところが、どうでしょう、歯や心臓はそうはいきません。そこで、最近注目を集めているのがＥＳ細胞やｉＰＳ細胞とよばれる再生能力の非常に高い幹細胞です。

ＥＳ細胞は胚性幹細胞とよばれ、受精卵からつくるため生命の尊厳に対する倫理上の問題があります。また、ほかの人の細胞を使うため移植時に拒絶反応を起こす心配もあります。それに対し、人工多能性幹細胞とよばれるｉＰＳ細胞は、２００６年、京都大学の山中伸弥教授らのグループによりマウスの線維芽細胞から世界で初めてつくられた細胞で、自分自身の皮膚などの体細胞に遺伝子を入れてつくることができるため、いつでも容易に培養でき、拒絶反応は抑えられます。ただ、遺伝するような病気をもつ人の場合には治療に使いにくいという欠点があります。また、ｉＰＳ細胞培養時にがんを引き起こすウイルスを活用するため、生体への安全性に関する課題も残っています。最近では、ウイルスを使わないような方法も研究されています。この本を書いているあいだにも、山中先生はノーベル医学生理学賞を受賞されました。ノーベル賞は研究者としては最高の栄誉ある賞で、再生医学の研究や臨床応用に活気が生まれ、若手研究者にも大いなる励みとなり、日本人にとっても誇りであり、われわれも元気をいただいたのはすばらしいことです。

これまで歯は再生しないといってきましたが、ＥＳ細胞やｉＰＳ細胞の登場により、歯の再生も夢ではなくなってきました。ｉＰＳ細胞によりエナメル芽細胞と象牙芽細胞を試験管内で培養し、その原器を抜けた歯のところへ移植して歯を発生させることも遠からず可能となるかも知れません。

また、遺伝子学的研究から興味深い報告もなされています。いったん歯ができてしまうと、その歯の発生をコントロールしていた遺伝子が消えてなくなるのではなく眠ってしまうだけだというのです。ですから、この眠っている遺伝子を再び覚醒させてやれば歯を再生することもできるのではないかというのです。

仏歯寺《ぶっしじ》の話

日本でも仏舎利塔《ぶっしゃりとう》は全国各地で見受けられます。ご存じのように仏舎利とは、仏教の開祖お釈迦様（仏陀）の遺骨のことです。紀元前485年、80歳で入滅されたお釈迦さまの遺徳を慕って近くの国々から仏舎利分譲の強い懇請があったようです。後世でも、インド、ミャンマー、スリランカなどで多くの塔が建てられました。日本では、広島市の双葉山、姫路市の名古山、御殿場市の富士仏舎利平和公園、仙台市の国見、釧路市の城山などに仏舎利塔があります。

ところで、あまり聞きなれない仏歯寺という名称があるのをご存知でしょうか。仏歯寺とは、お釈迦様の歯が安置されているお寺のことで、スリランカのキャンディにあるダラダー・マリガーワ寺院が有名です。キャンディに仏歯が運ばれたのは1590年のことですが、紀元前485年にインドで仏陀が荼毘にふされた（火葬された）際に、遺骨とともにインド各地に分割され、そのうちの犬歯が4世紀にスリランカに持ち込まれました。その後、スリランカでは仏歯が王権正統性の証とされています。仏歯寺と旧王都は聖地キャンディとして世界遺産に登録されています。

親しみを込めてお釈迦様とよびますが、本名をゴータマ・シッダールタといい、釈迦牟尼（釈迦族の聖者）の略です。生没年不詳でさまざまな説があるようですが、お釈迦様が80歳の生涯を終えられたことはたしかなようです。

年代測定と法歯学の話

歯や骨のような硬組織は、皮膚や心臓のような軟組織と違って、われわれが亡くなっても何千万年も残ります。これは、ハイドロキシアパタイトとよばれる無機物からできているためで、石ころのようにいつまでも腐らずに地中に残ります。ですからわれわれの祖先であるピテカントロプスやネアンデルタール人などの原始人の遺骨から、その当時の時代や生活様式を類推することができるのです。

現在では、アイソトープ（放射性同位元素）を使って正確に年代測定をすることができます。14Ｃ（原子量が14の炭素）という普通の炭素12Ｃ（原子量が12の炭素）よりは重いアイソトープを利用します。人が生きているあいだ14Ｃは体に出入りし、一定の14Ｃと12Ｃの比率のバランスが保たれていますが、人が亡くなると新陳代謝がなくなり骨に取り残された14Ｃだけになり、この14Ｃはどんどん崩壊して減っていきます。もとあった量の半分になる時間を半減期とよびますが、14Ｃの半減期は約13年と決まっているので、14Ｃの減り具合を測定すれば半減期から死んだ年代を類推できることになります。このアイソトープによる年代測定法の導入により美術工芸品の偽物がめっきり市場から減ったともいわれています。ですから、歯や顎骨からも年代測定が可能です。

一方、それより興味深いのが法歯学です。孤独死や殺人、あるいは天災で亡くなった方々の身元を判別するのに、よく歯の鑑定が行われます。かかりつけの歯医者さんには、歯の治療をした際の履歴カルテが残っているので、どの歯がむし歯になって、どのような歯科材料で治療したかがすぐにわかります。ですから、身元が不明な遺体の歯の治療歴と照合すると、その人の身元がわかる可能性が高いのです。もちろん、歯並びや顎の形からも推定できる場合があります。ただ残念ながら、一度も歯医者さんに通ったことのない歯の健康優良児だった人の場合には、法歯学もお手上げです。

Part 2

ちょっと役立つ歯と骨の専門知識

アパタイトって何？　アパタイトの不思議な世界

一時期、「芸能人は歯が命！」と騒がれたことがあります。テレビの画面に真っ白なピカピカの歯をした笑顔が映し出されると「ほー」とため息が出ることがあります。見事に矯正されて「さぞかししゃべり方も滑らかで食べ物も良く噛めるだろうな！」なんて、ついつい職業柄考えてしまいます。でもよく見ると、それは天然の歯ではなく、メタルボンドといって金属の表面がセラミックスで覆われた人工の歯のことも多いのです。

そうなのです。骨が折れても添え木と金属のボルトを一時的に使うことがあっても、骨折が完治するとそれらは取りはずされることがほとんどです。股関節のように大きな欠損部では人工の骨を半永久的に使います。それに対し、むし歯にかかったり、歯が抜けてしまうと、歯は再生しないので、歯科材料を使わざるを得ないのです。

また、宇宙飛行士が宇宙ステーションでの長期滞在から帰ってきて、なかなか地面に立てないことがあります。そうでなくても、長患いで病院のベッドに何週間も寝たきりでいると、退院したときにさあ大変です。数メートル歩くことさえ苦しいことがあります。心臓も筋肉も弱っているのでしょうが、骨も弱っているのです。健康なときは何も感じなかったのに、ちょっと身体の

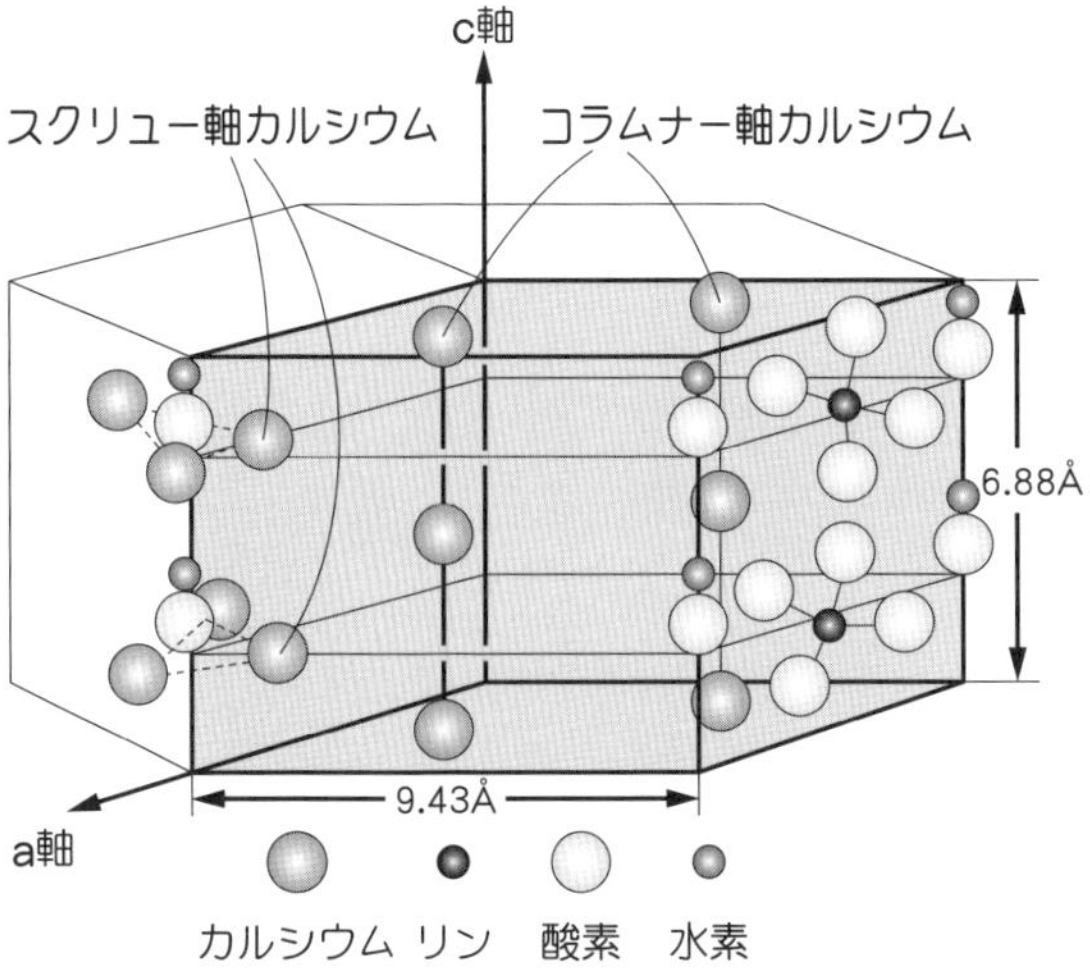

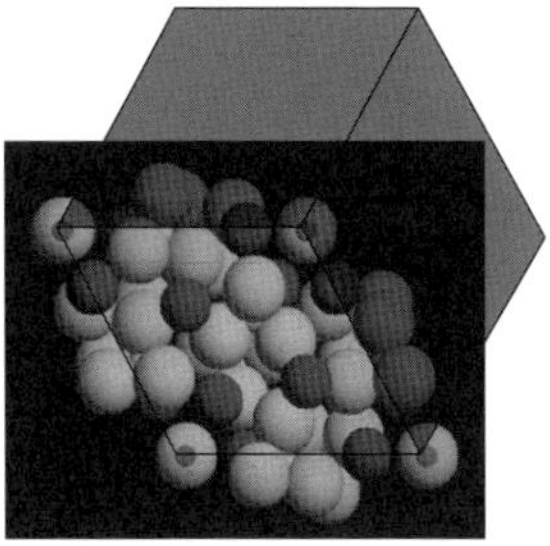

ハイドロキシアパタイトの結晶モデル

調子が悪くなると歩くことすら困難になります。

このような歯や骨は、いったい何からできているのでしょうか。昔から「魚の骨をしっかり食べてカルシウムをとって、歯や骨を丈夫にしないといけないよ」と学校の先生や両親からよくいわれましたが、その正体は知りませんでした。「アパタイト」という言葉を知ったのは歯学部に勤めるようになって初めてのことで、今から35年前になります。そのころは、歯科や整形外科の専門家ですら「アパタイト」についてよく知っている人はごくわずかでした。そうなのです。その歯や骨の本体がアパタイトです。

アパタイトは、リン酸カルシウムから成り立っています。同じ硬い生物に関係するものとしては、貝殻やサンゴ、卵の殻がありますが、これらはちょっと違って炭酸カルシウムから成り立っています。なぜ、歯や骨が炭酸カルシウムではなくリン酸カルシウムなのかといいますと、海から誕生した生命が陸に上がったとき、炭酸の代わりにリン酸を選んだことによります。そして、このリンが何と生命を維持するために大活躍することになるのです。ATPのようなエネルギーの供給源として重要な役割を担うことになったのです。

それでは、少しアパタイトの化学的なお話をすることにしましょう。人間の身体は約60パーセントの水と36パーセントの有機物および4パーセントの無機物から成っています。この無機物の大部分を占める骨や歯のような硬組織を構成している化学物質がアパタイトです。アパタイトという名前はギリシャ語の「惑わす」という意味からきています。化学式は、一般に$A_{10}(BO_4)_6C_2$（O：酸素）と表され、A、B、Cの位置にはさまざまな元素が入ります。周期表のほとんどの元素が置換し得るといわれているくらいですから、つかみどころがなく、このような名前がついたようです。地球上には数多くのアパタイトが存在し、歯や骨を構成するアパタイトはCの位置に水酸イオンが入ったハイドロキシアパタイト$Ca_{10}(PO_4)_6(OH)_2$です。このハイドロキシアパタイトはリン酸カルシウムの一種で、さまざまな種類があります。これらは、すべてイオンからなるイオン結晶です。

結晶とは、原子（イオン）からなり、その原子が三次元空間で周期的に同じ様式を繰り返すような配列をとっている個体のことです。その反対に、ガラスのような無定形の個体は非晶質とよ

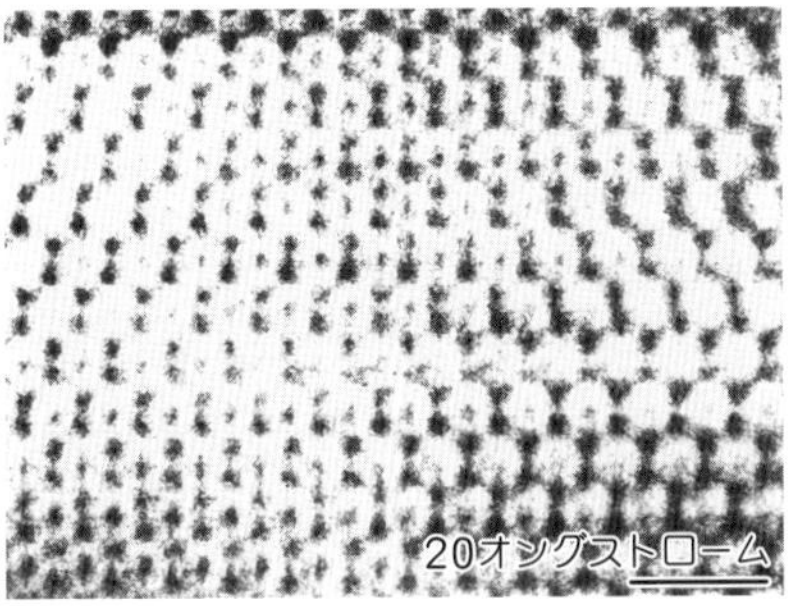

エナメル質の原子レベルでの姿
六角形の結晶構造が見えます。
（一条　尚 ほか：歯科基礎医学会誌23巻 ヒトのエナメル質結晶に関する観察、101-114、1981より）

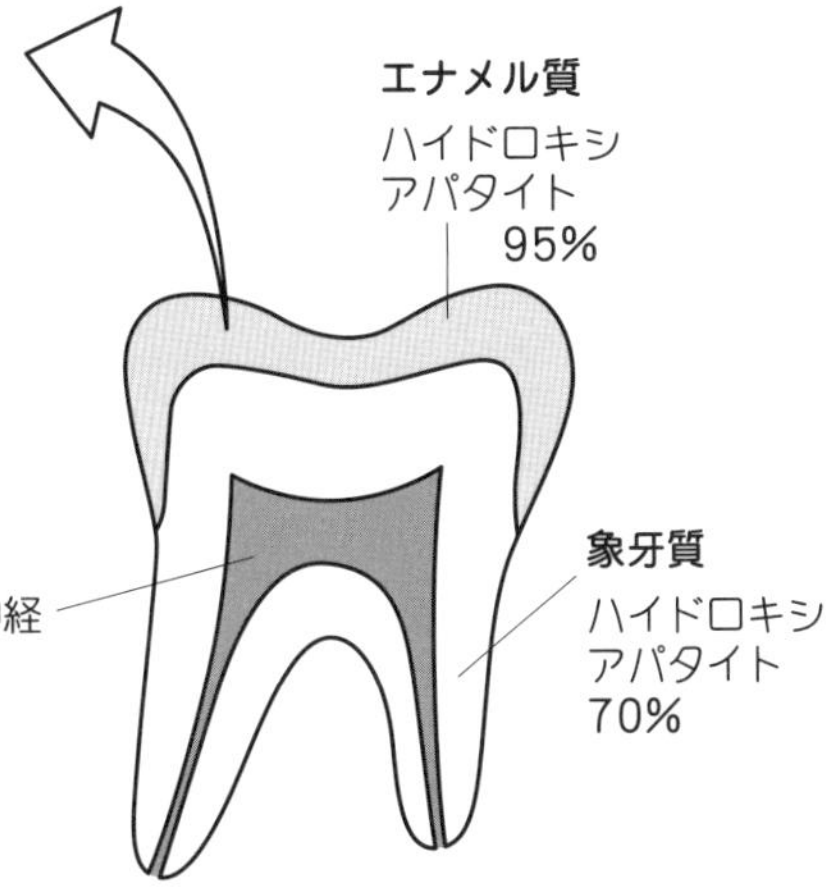

ハイドロキシアパタイト結晶

びます。

ハイドロキシアパタイトの結晶構造は、1964年に決定されています。エックス線回折と中性子線回折を同時に使って苦労の末、見事に解析されました。というのも、水酸イオンの位置が結晶の安定位置からわずか0.3オングストローム（0.03ナノメータ＝0.03×10^{-9}メートル）ずれていたため、解析が大変困難であったからです。ちなみに、むし歯予防の特効薬として知られるフッ素イオンはちょうど安定位置に置換します。そのため結晶が安定化し溶けにくくなるのです。ハイドロキシアパタイトの結晶は六方晶ですが、その三分の一ずつは等価なので菱形の部分を示せば十分です。そのほうが、ほかの立方晶と比べやすいからです。カルシウムイオンは異なる2つの位置に存在

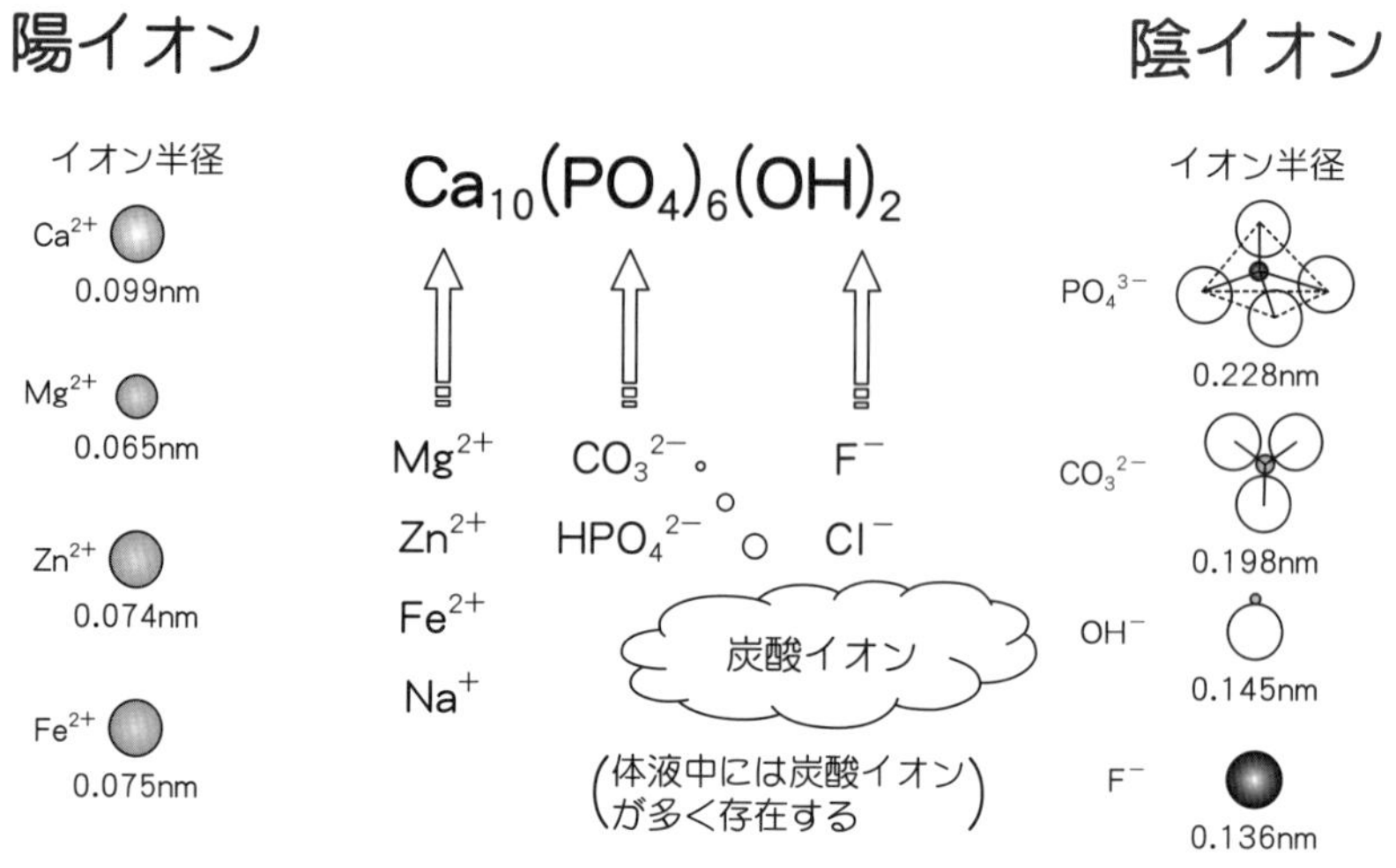

微量元素の置換

し、1つはコラムナー軸カルシウムとよばれ煙突のような構造になっていて移動しやすく、むし歯になったときなど、このカルシウムが抜けやすいと想像されます。もう1つはスクリュー軸カルシウムとよばれ三角形の各頂点にカルシウムが存在する構造になっています。57頁の図は、一部のイオンを示しただけの模式図で、正確には図右側に示すコンピュータ・グラフィックスのようにカルシウムやリン、水酸イオンがぎっしり詰まっています。コンピュータ・グラフィックスは、結晶をc軸に沿って真上から見たもので、各原子のイオン半径に基づき忠実に描写してあります。

　ハイドロキシアパタイトの格子定数（単位結晶の長さ）は、横軸a＝9.43オングストローム、縦軸c＝6.88オングストロームであり、理論密度は、$\rho=3.15g/cm^3$です。実際の生体アパタイトは、もっと複雑で、カルシウムやリン、水酸基の位置に多くの微量元素が置換しています。ですから歯や骨には、とくに炭酸イオンが数パーセント、リン酸イオンの位置に置換しています。このアパタイトを炭酸アパタイトとよびます。これは、人間が酸素を吸って炭酸ガスを吐き出す過程で必然的に炭酸ガスが体液に一部溶け込み重炭酸イオンとなって存在するため、化学平衡の関係でアパタイトの生成時に微量元素として取り込まれるものと考えられます。

走査型電子顕微鏡や透過型電子顕微鏡を用いると歯のエナメル質の構造や、さらには、その超微細構造を示す結晶の配列する原子レベルの姿までみえてきます。59頁の写真からもアパタイト結晶の格子定数が推算できます。

歯の構造

歯は骨と違い、永久歯が生えそろってしまうと、むし歯や歯周病になっても健全な歯には戻ることはありません。また、抜けると二度と生えてきません。乳歯は一度だけ永久歯に生え変わるので、人間の歯は二生歯とよばれていますが、大臼歯は一度きりです。それに対し、魚の歯はどんどん入れ替わるので多生歯とよばれています。乳歯は生後6か月から幼児期にわたって合計20

本生え、6歳ころから順次脱落して永久歯に置き換わります。最終的には、大臼歯が8〜12本加わって28〜32本になります。歯は外形的に歯冠と歯根に分けることができ、歯冠はエナメル質で覆われ大部分が口腔に露出しています。歯根はセメント質に包まれ顎骨の中に埋まっており、歯根の数は切歯と犬歯では1本、小臼歯と大臼歯では単根、2根、多根（3本以上）となっています。

エナメル質は、ほとんど95パーセント以上が結晶性の高いハイドロキシアパタイトのイオン結晶からなり、コラーゲンのようなタンパク質は含まれていません。残りのわずか5パーセントは非コラーゲン性のタンパク質と水からなっています。ハイドロキシアパタイトの結晶は規則正しく並び、表面へと伸びています。エナメル質は非常に硬く、咀嚼時の咬合力に耐え、内側の象牙質や歯髄を守る甲羅のような役割を演じています。

それに対し、エナメル質で保護された象牙質は60〜70パーセントが結晶性の低い、骨に比較的よく似たハイドロキシアパタイトの結晶からなっています。残りの30〜40パーセントは有機コラーゲンからできています。象牙質には、エナメル質との境目から直径数ミクロンの象牙細管とよばれる細長い細管が縦方向に内部に向かって何本も伸びています。この象牙細管は、やがて歯髄腔へと到達します。

歯髄は、歯髄腔をみたす軟組織で、細胞、線維、基質、血管ならびに神経で構成されており、

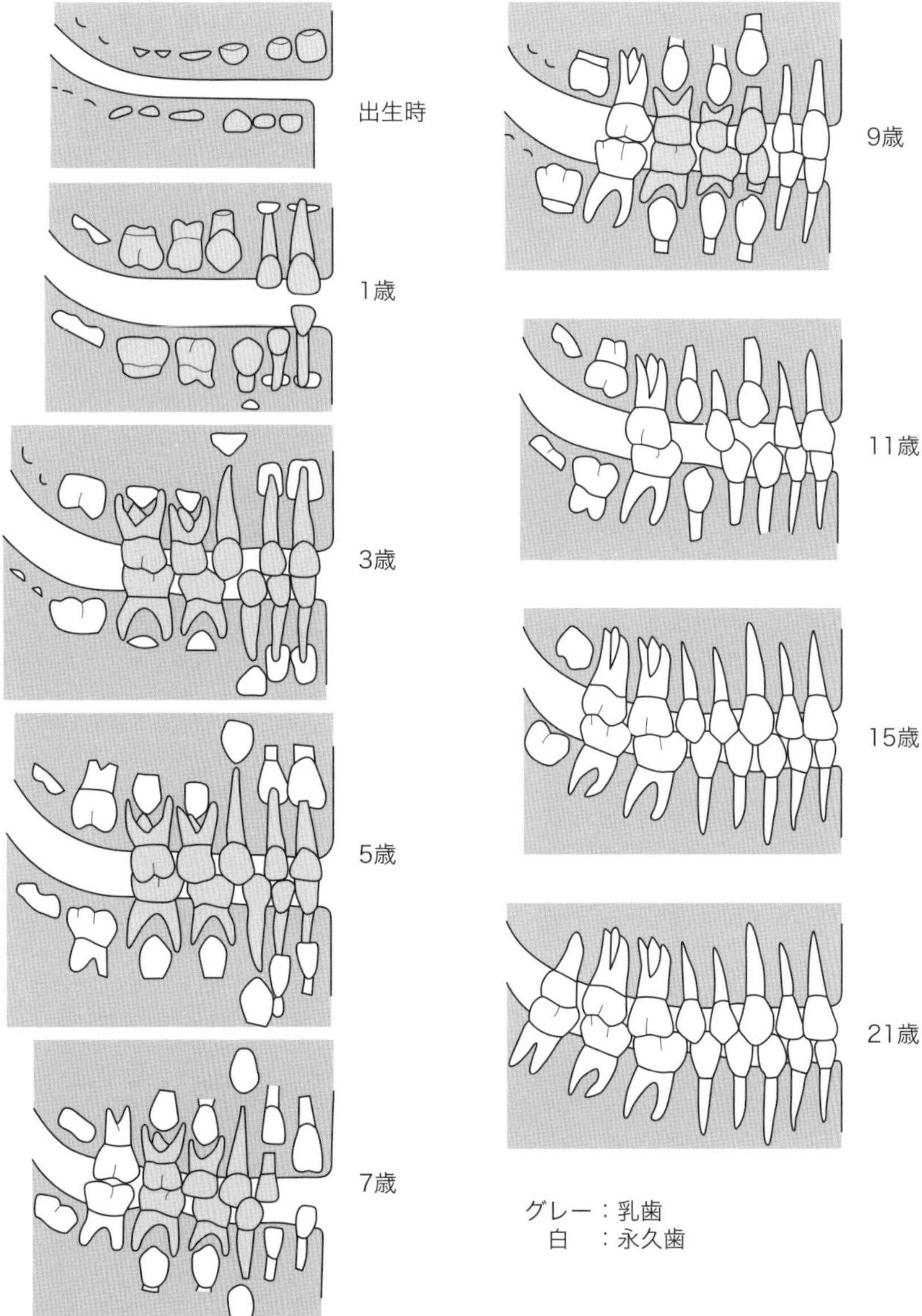

歯の萌出図

（日本小児歯科学会、1988 より一部抜粋）

有機質約25パーセント、水分約75パーセントからなり、根尖部を除いて周囲は象牙質に囲まれています。歯髄は、象牙質に栄養を与えたり、歯の知覚をつかさどり、刺激に対する防御や修復機能をもっています。

歯根象牙質の表層は薄いセメント質で覆われ、骨によく似た結晶性の低いハイドロキシアパタイトからなっています。骨と異なり血管がないので再生能力はほとんどありません。セメント質には、歯を歯槽骨に結びつけるシャーピー線維とよばれる強い結合組織が歯根膜を貫いて内部まで伸び、歯をしっかりと固定しています。

骨の構造

硬組織としての骨は、常に代謝回転（リモデリング）を繰り返しながら日々新鮮な状態を維持しています。この骨組織は、生体力学的にみて、われわれの身体を重力下で支える重要な役割を演じています。一方、各種ミネラルの貯蔵庫として生命維持に欠かすことのできない役割も担っています。

骨は歯と同様、無機リン酸カルシウムの一種であるハイドロキシアパタイトと有機コラーゲンからなっています。組織学的には図に示すような緻密骨と海綿骨に分類されます。骨は生きた細

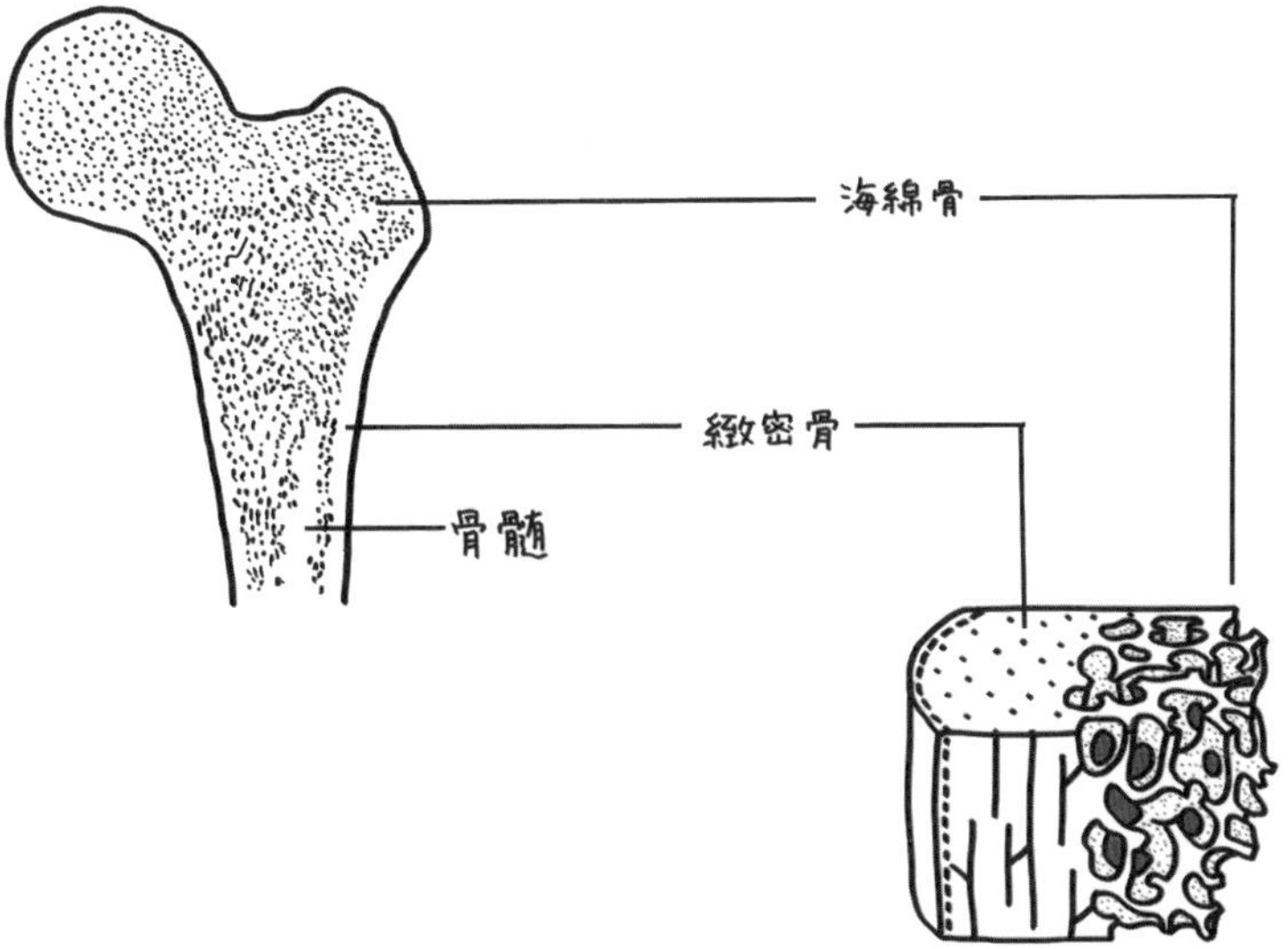

緻密骨と海綿骨

胞からできているので血管がよく分布し、緻密骨は骨単位あるいはハバース系とよばれる血管を中心に、それを取り巻く骨集合体の円柱から構成されています。骨の形成には骨芽細胞が関与し、骨芽細胞はやがて骨細胞となります。一方、再吸収には多核細胞である破骨細胞が関与し、食作用により骨を取り込みます。

ミクロ的には、骨の60〜70パーセントを占める無機質はハイドロキシアパタイトのイオン結晶からなりますが、実際の生体アパタイトはカルシウムイオン、リン酸イオン、水酸イオン以外に、微量ですがマグネシウムイオン、鉄イオン、炭酸イオン、リン酸水素イオン、フッ素イオンなどの多種類のイオンを含む炭酸アパタイトです。

この生体アパタイトは、基質小胞とよばれ

る、およそ500ナノメートルの顆粒状細胞分泌物の膜内で核形成を起こし、徐々に結晶成長をつづけながら、ついには膜を突き破り、やがてその周辺にコラーゲン線維がまとわりつき、骨の初期合成が起こるとの説が有力です。その際、カルシウム-ATP、マグネシウム-ATP、アルカリホスファターゼなどが重要な役割を演じていると考えられています。

骨は、ミネラルの貯蔵庫であり、身体無機質の恒常性維持に貢献しています。このうち、成人の身体は約千グラムのカルシウムを含み、1日に約1グラム摂取することにより、そのバランスを保っています。とりわけ人体の99パーセントのカルシウムは骨組織に含まれています。図に成人のカルシウム代謝を示しました。千グラムが骨中に安定に存在し、交換可能なカルシウムはわずか4グラムです。残りの約1パーセントが体液中や骨以外の組織に、血漿中には約250ミリグラムのカルシウムが存在することになります。

血液凝固反応、筋収縮、正常な神経機能などを維持するために働くのはイオン化している遊離カルシウムイオンです。このカルシウム代謝調節には、おもに1,25-ジヒドロキシコレカルシフェロール（ビタミンD_3）、副甲状腺ホルモン（上皮小体ホルモン）、カルシトニンの3つのホルモンが関与しています。副甲状腺ホルモンは骨からカルシウムを遊離させ、カルシトニンは逆に骨吸収を抑えるように働きます。この作用は、破骨細胞と骨芽細胞のカルシウムイオン透過性の抑制と関係があります。

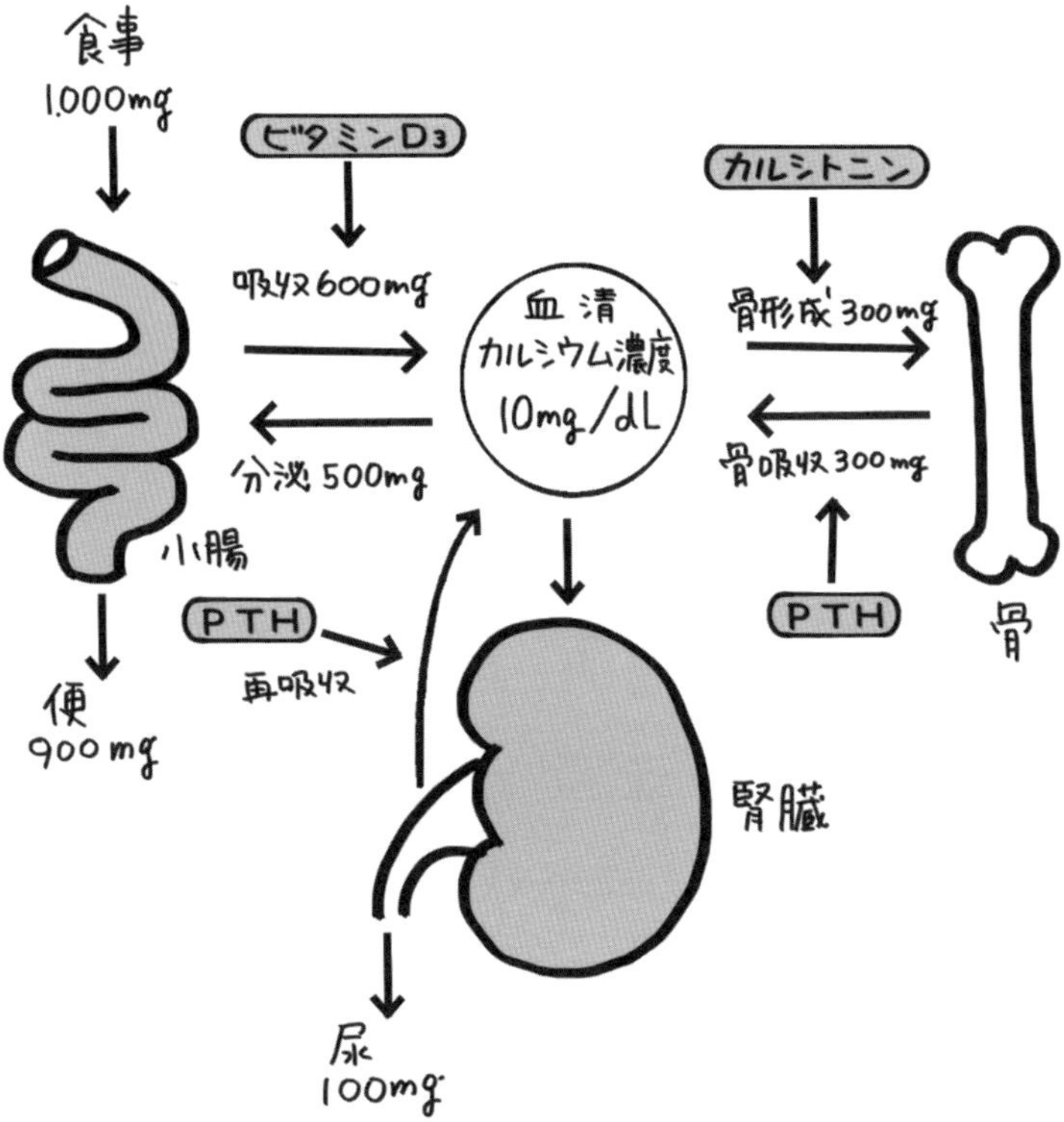

血液中のCa濃度が一定に保たれていることで、心臓や脳、そのほかの器官が正常に働くことができ、健康を保つことができます。

血液のCa濃度を一定に調節するホルモンには、副甲状腺ホルモン（PTH）、ビタミンD_3、カルシトニンの3種類があります。

血液中のCa濃度が下がると

副甲状腺から副甲状腺ホルモン（PTH）が分泌され、ビタミンD_3と共同して、通常は尿や便とともに排泄されているCaを腎臓や小腸で再吸収して、血中に流します。それでも不足している場合には、ビタミンD_3と共同して骨を溶かし（骨吸収）、血中にCaを流します。

血液中のCa濃度が上がると

甲状腺からカルシトニンが分泌され、骨からCaが溶け出すのを抑え、骨にCaを取り込みます（骨形成）。

日本人成人男子の体内での1日のカルシウムの動き

一方、マグネシウムは人体に約20～30グラム存在し、そのほとんどが骨や筋肉、肝臓、心臓に含まれており、遊離したりタンパク質や無機質に吸着している以外に、骨アパタイトの結晶内にも一部置換しています。人は1日に約２００～３００ミリグラムのマグネシウムを摂取し、そのバランスを保っています。ただし、マグネシウム摂取量を多くしたからといって、体内貯蔵量が大幅に増えるというわけではありません。たとえば、２２０ミリグラム摂取で貯蔵量58ミリグラムであるのに対し、４００ミリグラム摂取で貯蔵量71ミリグラムという日本人青年女子を対象にしたマグネシウム出納試験データが得られています。これは、骨アパタイトのマグネシウム取り込みに限度があることとも関係があるのではないかと考えられています。

骨疾患としては、全体的な二次的代謝失調による疾患があります。骨硬化症は、転移腫瘍、鉛中毒、上皮小体機能低下症の患者に起こり、骨へのカルシウム沈着が亢進します。フッ素が骨に多く取り込まれることによっても起こり、マグネシウムの摂取が有効とされています。骨軟化症は、くる病などに代表される疾患で、単位骨母質あたり無機質付着量が不十分となります。

骨粗鬆症は、最近注目されている骨吸収亢進あるいは骨形成低下の際に一般にみられる異常で、無機質と骨母質との比が正常でありながら骨実質が減少するものです。すなわち、全体的に無機アパタイトも有機コラーゲンも同時に減少し、骨が極度の多孔質になってしまう疾患です。とくに中年期閉経後の女性に多く認められ、ホルモンバランスと関係があると考えられています。意識的にカルシウムを摂取することが大切です。

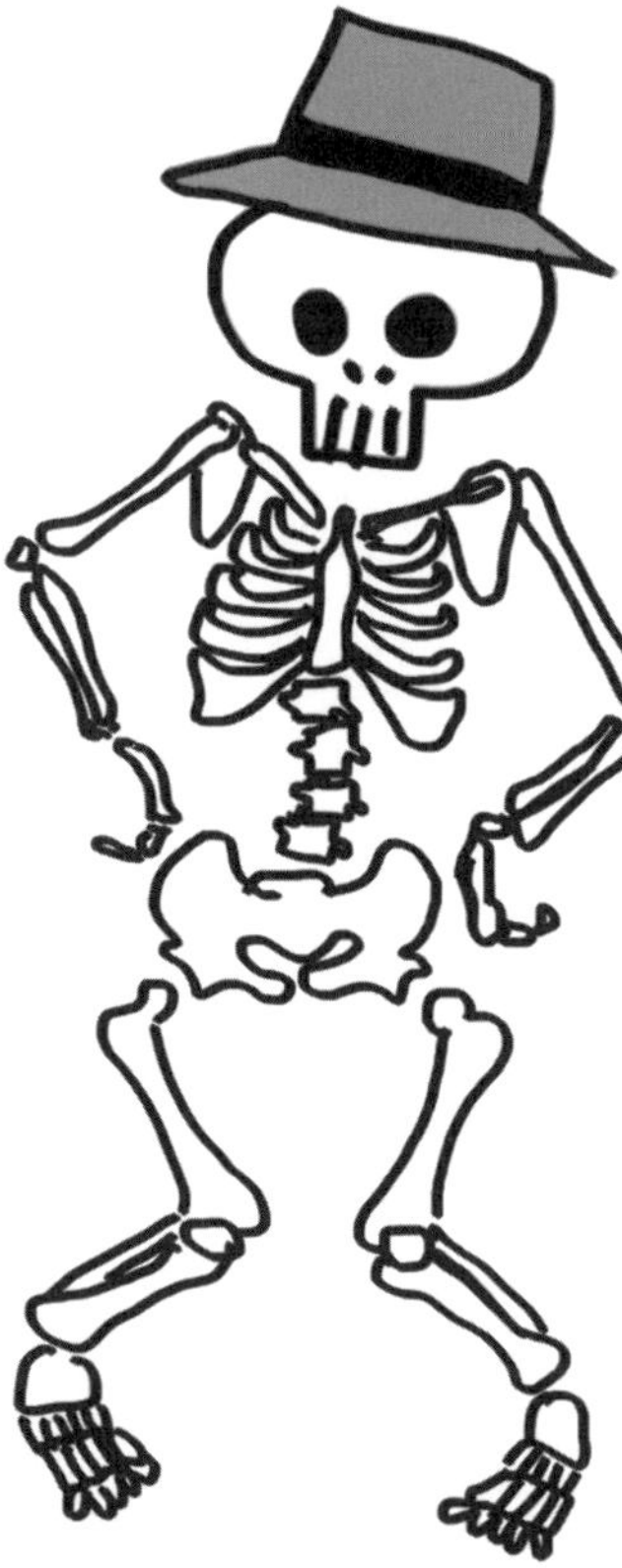

しなやかさを与えるコラーゲンの話

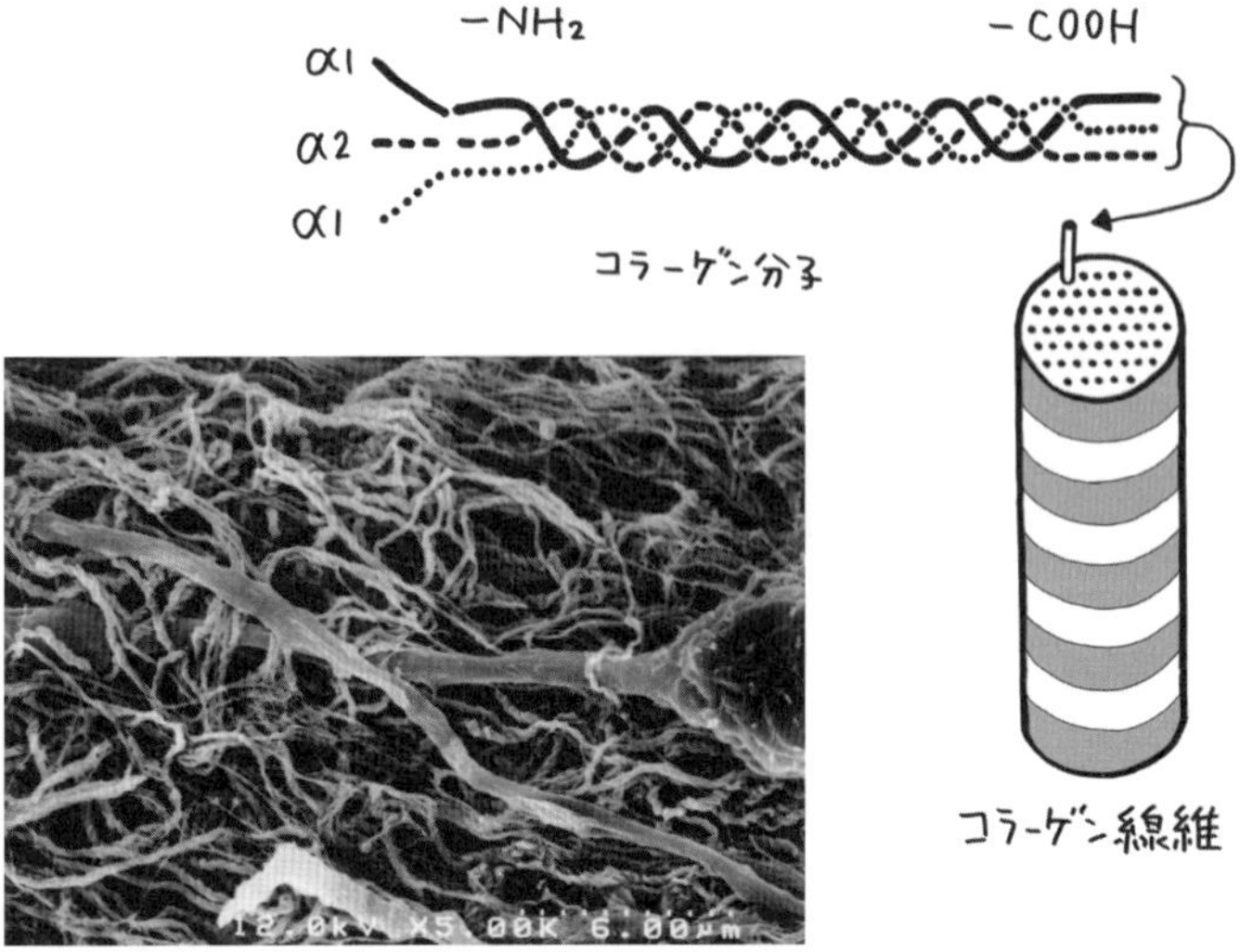

Ⅰ型コラーゲンの構造

歯や骨のコラーゲンは、われわれの皮膚を構成するコラーゲンと同じタイプⅠです。一般的に、コラーゲン分子は3本のα鎖とよばれる分子量約10万のポリペプチド鎖からできています。もう少し詳しくお話しすると、このα鎖は2本のα1鎖と1本のα2鎖からできており、いずれも両端がN-プロペプチド（$-NH_2$）とC-プロペプチド（-COOH）からなり、これら末端のプロペプチドが抗原抗体反応に強く関与しています。このコラーゲンは、構造タンパク質とよばれ、生体の形態維持に関与し、哺乳動物では全タンパク質の三分の一ほど存在しています。現在知られているコラーゲンには27種類のタイプがみつかっており、皮膚、腱、骨などはタイプⅠ、軟骨や硝子体などはタイプⅡです。こういったコラーゲン分子が線維質を構成し、それが束ねられて線維になります。この線維が束ねられて線維束になります。そして、骨をつくる骨芽細胞がコラーゲンをどんどん産生していきます。人為的にコラーゲンの一部分のシーケンスは合成できるようになっていますが、残念ながら完全な人工コラーゲン分子はつくり出されていません。このコラーゲンがハイドロキシアパタイトと複合化することにより骨にしなやかさを与えているのです。

ヒアルロン酸の話

最近、骨の関節を滑らかにする物質としてヒアルロン酸が注目されています。ヒアルロン酸は関節液（滑液）の主成分で、ヒアルロン酸とタンパク質の複合体が関節軟骨の表面を覆って関節がスムーズに動けるように、潤滑液の役割をはたしています。

関節液は通常数cc（ミリリットル）しかありませんが、スムーズに曲げ伸ばしできるのは、関節液で覆われた関節軟骨の表面が滑らかでつるりとすべるように動くためです。関節液で覆われた関節軟骨の摩擦係数は0.02とされ、現在の技術で人工的につくるのは困難です。ちなみに、雪路の摩擦係数が0.5〜0.35、氷結路で0.2〜0.1以下ということですから、関節液がいか

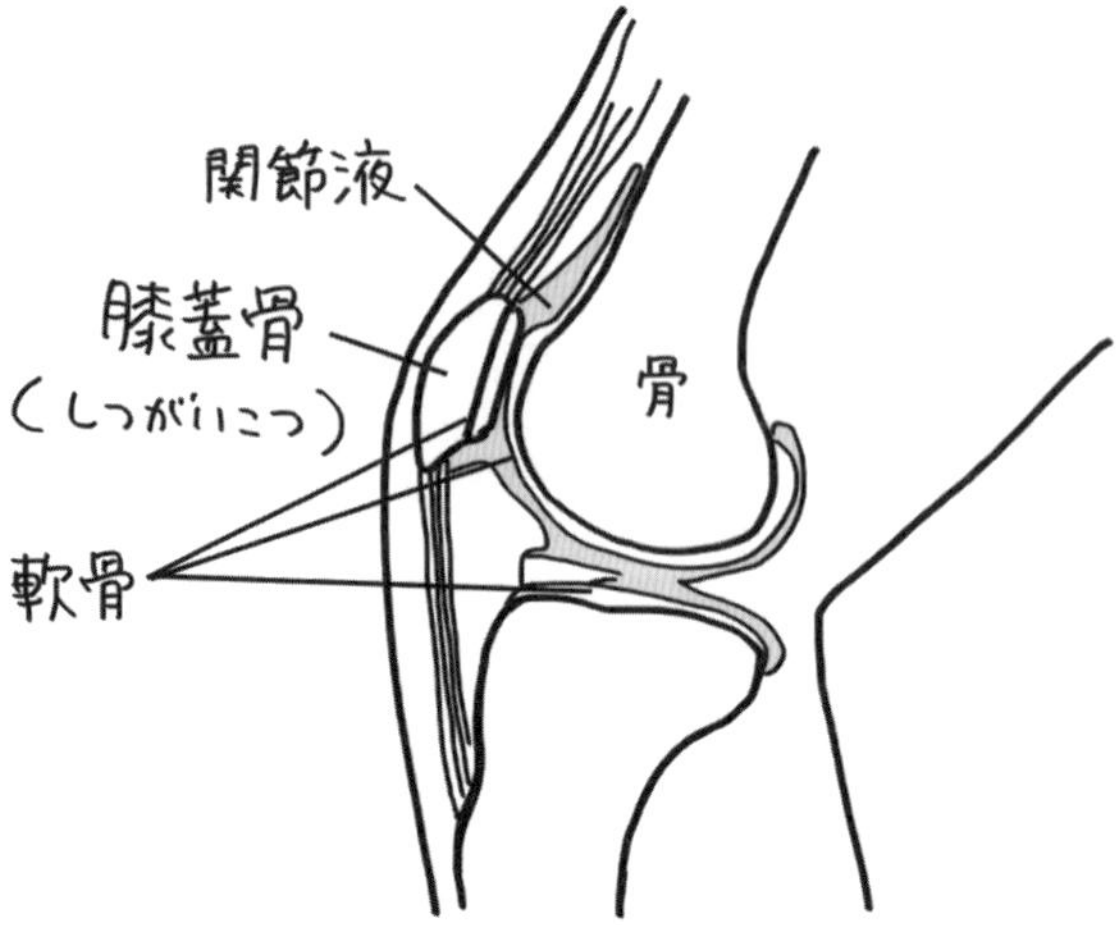

膝関節

に滑らかであるかおわかりいただけると思います。

ヒアルロン酸は、軟骨細胞内で生産される物質で、ムコ多糖（グリコサミノグリカン）とよばれています。分子量が１００万以上もあるので、ヒアルロン酸を飲んだからといってそのままの状態で腸壁から吸収されるわけではなく、関節に直接到達するわけでもありません。ドリンク剤としての効果については、ご自身でよく確認されると良いでしょう。

筋肉・腱・靱帯の話

筋肉は、伸縮性の高い筋細胞と、その筋細胞を接着する結合組織から構成されています。筋細胞は直径10~100マイクロメートル、長さは最長35センチにもなる細長い線維状の細胞で、「筋線維」ともよばれています。筋線維が収縮する際にはATP（エネルギー）が必要となります。

筋肉には3種類あり、骨格筋は、顕微鏡で観察すると横紋模様が見えるので「横紋筋」ともよばれています。この筋肉はわたしたちの意識どおりに動かすことができますが、疲労するという欠点があります。内臓筋は横紋をもたないので「平滑筋」ともよばれ、骨格筋とは対照的に意識どおりに動かすことができません。消化管、血管、膀胱などがこの筋肉で構成されています。心筋は心臓を構成している筋肉で横紋をもちますが、自分で動かすことができず、骨格筋と内臓筋の中間に位置する筋肉です。

骨格筋は、その名のとおり骨格を動かす働きをしています。そのため、骨格筋は骨に付着する必要があります。しかし、柔らかいままでは硬い骨にしっかりと付着することは不可能で、骨格筋と骨の間を仲介する腱が存在するわけです。筋肉が筋細胞と結合組織からできているのに比べ、腱は結合組織だけでできているため伸縮性はあまりなく、無理に引っ張ると切れてしまうこ

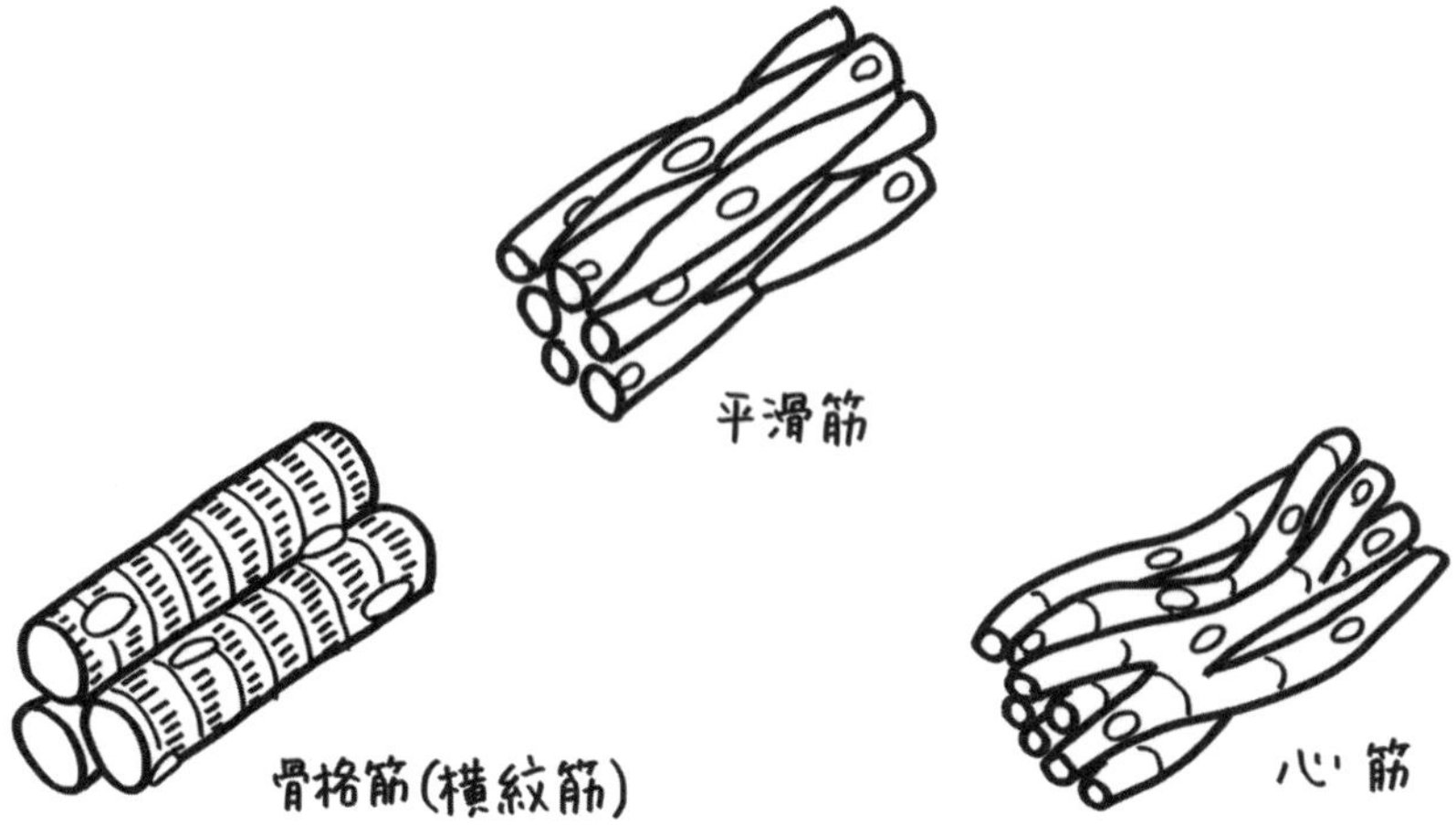

平滑筋、骨格筋、心筋

とがあります。最も知られているのがアキレス腱です。アキレス腱は、ふくらはぎにある腓腹筋が、かかとに接続するための仲介をしています。

靭帯は構造的には腱とよく似ていて、結合組織で構成されていますが、腱よりもさらに密度が濃くなっています。靭帯の役割は筋肉と骨の仲介ではなく、骨と骨の仲介です。

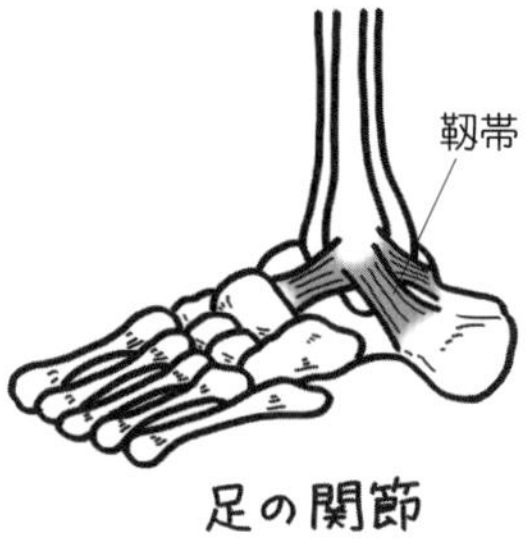

痛風と偽痛風の話

痛風といえば「ぜいたく病」として知られています。30～40歳台のよく食べ、よく飲む男性に多いことから、その名がついたのでしょうか。動物性タンパク質、ことに核酸の摂取過剰により足、手指、膝関節などに尿酸が沈着し、発作性の激痛を反復する疾患で、リン酸塩と異なり有機結晶が針状に析出し、針で突いたような痛みに襲われます。風が吹いただけでも痛むことから「痛風」と名づけられたようです。

これによく似た症状で「偽痛風」という疾患があります。偽通風の場合には、尿酸ではなくピロリン酸やハイドロキシアパタイトの結晶が析出して痛みを生じます。

Part 3

ちょっと役立つ歯科材料の知識

歯科材料のいろいろ

歯に詰めたり被せたり、入れ歯をつくるときに利用される歯科材料には、多くの種類があります。大きく分けると工業用材料と同じように金属材料、高分子（プラスチック）材料、セラミックス材料ならびに、それらの複合材料ということになります。これらの材料はそれぞれに特徴があり、適材適所に使い分けられています。

金属材料は展延性に富み、少々曲げたりねじったりしても壊れることはありません。とくに金はよく延びるので、金箔にして詰め、押さえつけて延ばすことにより歯の穴（窩洞）を封鎖するのに用いられたこともありました。一般には、錆びない貴金属（金、銀、白金など）を混合した合金が使われます。昔は富の象徴のように金を前歯に被せて金歯を見せびらかす風潮もありましたが、最近は審美性が重んじられ、見えにくい奥歯（臼歯）にもっぱら用いられています。耐久性からいうと金属のほうがコンポジットレジンよりはるかに長持ちするといえます。大切に使えば十分一生もちこたえます。ただし、歯と金属のクラウンやインレーを接着し隙間を封鎖するセメントはそれほど長持ちしません。以前よく用いられていた無機セメントの場合には、口の中の唾液や水分によって徐々に崩壊してしまいます。それでも、なかにはリン酸亜鉛セメントという百年以上もの歴史のある無機セメントを愛用されている年配の歯医者さんもおられます。事実、わたしの奥歯に被せられたクラウンも、このリン酸亜鉛セメントのおかげで50年以上も活躍しています。歯医者さんが、きっとうまくセメントの厚さを薄く調整して水分の浸入を防いでいただいたおかげと感謝しています。一方、最近よく使われている有機セメントは、高分子の宿命でしょうか長期間たつと分解してしまいます。その結果、崩壊したセメントの隙間に食べかすがたまり、むし歯菌が繁殖して再びむし歯（二次う蝕）にかかりやすくなります。

今日では詰めものはいろいろありますが、昔はケイ酸セメントという無機のセメントしかなかったので、もっぱらこれを詰めていました。そのため先ほど述べたように長期間のあいだに次第に崩壊していきました。また、審美性の点からは前歯には都合がよかったのですが、奥歯に詰めた場合にはそれほど強くありませんでした。

アマルガムは、金属のため耐久性はありますが、前歯には使えずもっぱら奥歯に詰めていました。このアマルガムも長いあいだに薄い辺縁部が欠けたり、食べかすがたまったり、細菌が唾液などとともに染み込んで再びむし歯になることがよくありました。アマルガムは水銀と銀合金を練和して固めるため、水銀汚染が問題になり、現在日本ではほとんど使われていません。現在では、もっぱらコンポジットレジンとよばれる有機と無機の複合材料が用いられています。これは、改良に改良が加えられ無機フィラーとよばれる充塡物が硬質のレジン（プラスチック）に取り囲まれたようになっていて、フィラーが80～90パーセントも含まれるものもあります。したがって、十分奥歯の咬合力に耐えられます。また、治療も非常に簡便で唾液によって崩壊するようなこともありません。ただ、フィラーを覆っているマトリックス（母体）とよばれる結合剤が有機レジンのため、金属やセラミックスのインレー（詰めもの）ほどの耐久性はありません。また、このコンポジットレジン自体には歯質に対してあまり接着性がないので、コンポジットレジンと歯を接合するのに接着剤が用いられます。ところが、この接着剤も耐久性があまりないので、結局せいぜい3～5年くらいもてばよいと考えられ、欠けたり外れたりしたら再び治療すればよいとのスタンス（方針）が一般的です。もちろん大事にすれば、10年、20年と使えます。

そのほかにも印象材とよばれる材料があります。これは、治療の際に一時的に使われる材料で、口の中に長期間残留するものではありませんが、修復物の寸法精度に大きく影響するので、印象を採る際の操作と材料の性質は非常に重要となります。数十ミクロン（十万分の1メートル）の精度で十分印象を採ることができる材料です。

印象材としては、アルジネート印象材とよばれる海藻からつくられたものがよく用いられます。これにはペースト型と粉末型の二種類があり、ペースト型はペーストと石こうを混ぜて固めます。粉末型は、粉末の中にすでに石こうが含まれているので水と混ぜて固めることになります。いずれも、アルジネートと石こうのカルシウムが反応して硬化します。硬化したものを放置しておくと、どんどん収縮していくため、歯型をとったらすみやかに模型材（石こう）を流し込むことが大切です。いずれにしても、歯医者さんや歯科衛生士さんの腕の見せ所となります。また、以前は寒天がよく用いられていましたが、操作が煩雑なため最近ではあまり用いられていません。

代わって登場してきたのがシリコーン印象材です。非常に精度が良く、扱いやすいため次第に使用頻度が高くなってきています。なんと数ミクロン（百万分の1メートル）の精度で印象を採ることができます。ただ、アルジネート印象材に比べて高価なため、大量には用いられていないのが現状です。とくに大事な修復部分のみをシリコーン印象材で採り、周辺の健全な歯型はアルジネート印象材でとるなどの複合印象という方法もよく利用されます。やがてはシリコーン印象材ですべての印象を採る日がくるかも知れません。

硬化は、一般的に1つのペーストに化学的に反応を開始する試薬を入れておき、ほかのペーストにはこの開始剤を働かす触媒を入れておき、練和すると反応が始まるという方法が採用されています。最近では、混ぜる煩雑さを避けるためピストル型の印象材も市販されています。カチカチと2本のシリンダーの中身のペーストを押し出すと、先端に備え付けられたスクリューで自動的に混ぜられて出てくるという便利なものです。ただ、シリンダーの出口が詰まりやすく、2つのペーストが等量ずつうまく出ない場合があるのが欠点です。

ここでちょっと寒天の話をしましょう。

寒天は、江戸時代初期、京都の旅館の亭主が、寒い冬の日にテングサ（天草）を煮てつくった「ところてん」を戸外に出しておいたら凍り、日が出ると氷が溶け出して乾燥し、鬆《す》の入った乾物のみが残りました。これに、隠元というお坊さんが「寒天」と命名したのが始まりといわれています。これを煮て、冷やして食べたところ健康に大変よかったところからヘルシー食品として食べられるようになったようです。現在では、あんみつや蜜まめ、ゼリーなど多くの食品に利用されています。通常、1～2パーセントの薄いゲル状のものが食べやすくなっています。このイメージで印象材の寒天を考えると何と弱い材料と思ってしまいますが、印象材用寒天の濃度は15～20パーセント程度もあり腰が強く、十分な強度があります。また、寒天は現在、細胞や細菌の培養用培地として頻繁に用いられています。ところで、市販品でゼリーとよばれている食品には、寒天からつくられたものとゼラチン（変性コラーゲン：動物のコラーゲンを熱すると変性して三次元構造がなくなったもの）からつくられたものとがあります。

金属の話

●金合金

昔から金は装飾品として、また、貨幣として広く使われてきました。輝く金色は人の心を引きつける何かがあるのでしょう。最近では、携帯電話の電子部品素材として使われていることはよく知られています。化学的にみると、金はイオン化傾向が最も低く、溶けにくく非常に安定で、しかも展延性が抜群で、わずか1グラムの金を線状に伸ばしていくと3,000メートルくらいまで伸びるといわれています。したがって、金は金箔としても有名な金閣寺や秀吉の黄金の茶室に使われてきました。金に関するエピソードは尽きないようです。アルキメデスが、比重の違いから金の王冠が偽物であることを見抜いた話も有名です。

金が文明の始まりから登場してきたのは、金塊や砂金のように単独で地表に存在し、何ら手を加えることなくそのまま利用できたことも大きな理由の1つといえるでしょう。

金は純金を24カラット（カラット：金の純度を示す単位）として、ほかの金属を混ぜることにより硬さを調整します。ネックレスやペンダントなどの装飾品は18～20カラットのものが多いようです。貨幣の鋳造で、小判や金貨に銀や銅を混ぜて品質を低下させ、貨幣経済をインフレに導いた悪政が歴史上しばしば行われていたことは有名です。銀は白く、銅は赤いため、うまく金に調合すると見た目にはあまりわからなくなります。最も有名なものは、銅と亜鉛を混ぜた真鍮（黄銅）で、素人目には気づかず、すっかり騙されてしまうこともあるので要注意です。

歯科用としては、以前は14カラットが保険適用されていましたが、現在では12カラットまで品質が落ちています。スイス銀行には、山のように金塊が眠っているというのに、もったいない話

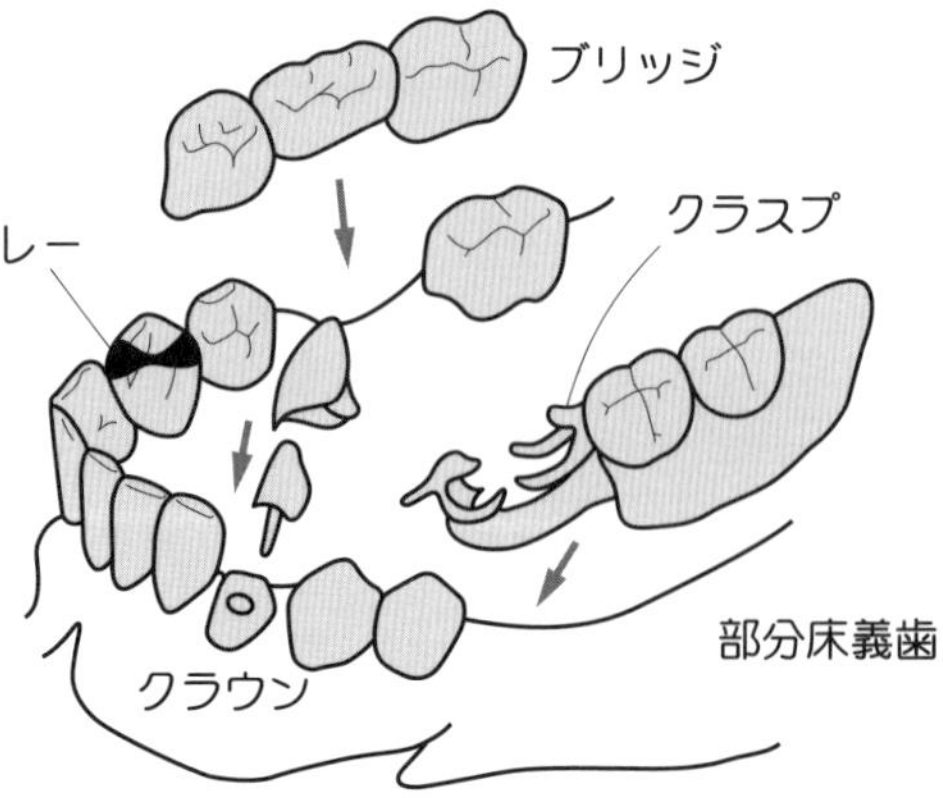

さまざまな補綴方法

です。もっと歯科治療に使われるようになるといいのですが。

以前は、金箔を歯の穴（窩洞）に詰めてむし歯を治療したり、セラミックスの内張りに金箔が使われたこともありました。とても柔らかくてシール効果があるためです。いずれにせよ、金合金は化学的に安定で機械的強度があり耐久性に優れているので、審美性さえ気にしなければ奥歯（臼歯）などには安心して使える材料といえます。

●白金合金

白金はプラチナともよばれ、金と同様化学的に非常に安定な貴金属で、昔から装飾品として珍重されてきました。最近では多くの電子機器部品の貴重材料として活躍しています。歯科材料でも、金合金に少々多めの白金を混ぜて強くしたものが白金合金で、白金加金ともよばれています。白金加金は、おもに金属の入れ歯やクラスプという天然歯に引っかけて止める金具（鈎）に用いられています。

日本刀の話

日本刀は西洋の剣と違い、匠の技がみごとに凝集され極限の美を醸し出しています。戦の道具というより、まさに伝統美術工芸そのものです。刀剣家の憧れる正宗や妖刀村正といった名刀が数多く残っています。

日本刀は、まず素材としての良質の玉鋼《たまはがね》が命です。玉鋼は、砂鉄に少量の炭を混ぜ古来から伝統的なふいごを使って製錬により採取してきました。鉄といえば酸化して赤錆びたイメージを連想しますが、玉鋼は鉄とは思えないようなシルバー色を呈しています。刀匠は、この玉鋼を使って展延を繰り返しながら何千回と折りたたみ鍛え、日本刀の強靭さを生み出して行きます。さらに、焼き入れにより切れ味の鋭い刃先をつくり出します。この際、経験により780〜800度の焼き入れ温度（マルテンサイト）を炎の色合いから判断します。温度計を使わない匠の技です。焼き入れとは、金属を一定の高温に保ったあと瞬時に水に浸けて、冷却する操作をいいます。きわめつけは、この工程で日本刀特有の刃文を生み出すことで、刀の肌には「互の目」、「のたれ」、

「丁字」などの模様が浮かび上がってきます。まさに鉄の芸術です。

この日本刀、材料学的にみると実に歯の構造とよく似ているから不思議です。内側が心鉄《しんがね》とよばれる比較的柔らかいしなやかな炭素量の少ない鋼を用いており、この心鉄を包み込むようにして皮鉄《かわがね》が覆っています。皮鉄は少し炭素量が多く、しかも焼き入れがなされているので硬くなっています。ちょうど心鉄が歯の象牙質に、皮鉄がエナメル質に相当し、しなやかさと強靭さを合わせもった二重の複合構造になっている点が、日本刀と類似しています。しかし、鉄は錆びるため、残念ながら歯科材料としては適していません。

プラスチックの話

●ポリエチレン

プラスチックとは、正式には高分子樹脂材料のことで、高分子材料（分子量が1万以上のもの）を分類した際の繊維やゴムと並び称するものです。すなわち、高分子はプラスチック（歯科ではレジンとよびます。レジンはもともと樹脂のことです）、繊維、ゴムの3種類に分類できます。

最も有名なものがポリエチレンで、これはエチレンを重合してつくります。エチレンは、石油のような原油からフラッキングという手法で精製してつくりますが、各種エンジニアリング・プ

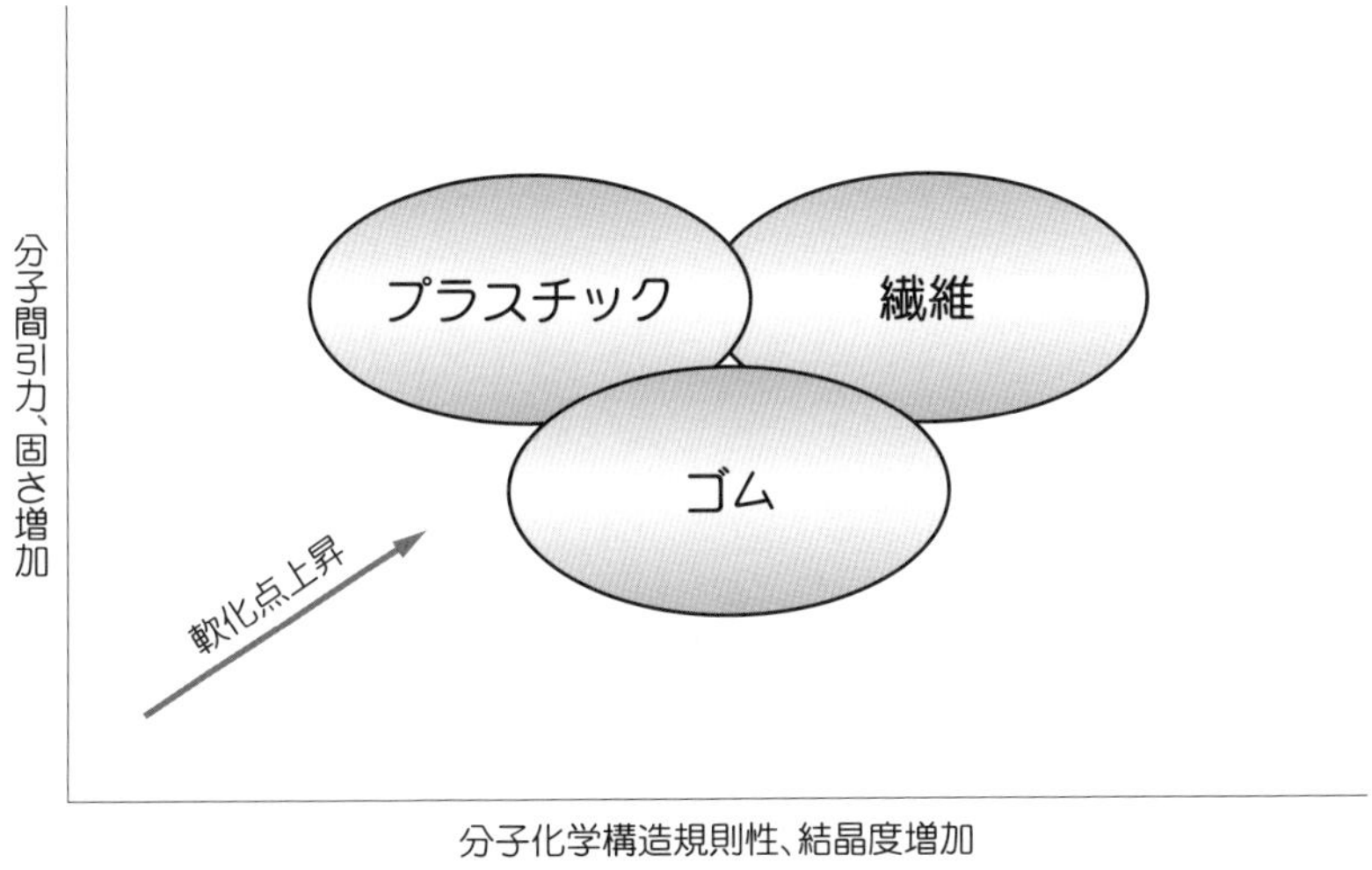

高分子材料の分類

ラスチックの元祖となり、プラスチック製品をつくる際には欠かせない素材です。日本の高度成長は、エチレンプラントによってなされたといわれているほどです。ですから、かつてのオイルショックのときには大騒ぎになりました。このエチレンから、さまざまなプラスチックが誕生します。

たとえば、水道管やガス管に使われるポリ塩化ビニルはエチレンの水素を1個塩素に置き換えた塩化ビニルを重合したものです。ポリ塩化ビニルは合成皮革の素材としても有名で、開発された当初は夏にはベトベトになり、冬になると硬くなってすぐバリバリに破れてしまったという逸話があります。それが四季をとおして安定したしなやかさを保つようになった背景には、涙ぐましい努力があったのでしょう。

テフロン®も焼きつかない材料として有名です。フライパンをはじめとして数々の製品にテフロン加工が施されています。このテフロンは、エチレンの4つの水素をすべてフッ素で置換した四フッ素化エチレンを重合することにより得られます。

●ポリメチルメタクリレート（PMMA）

とりわけ歯科材料、とくに入れ歯の材料として有名なものがポリメチルメタクリレートで、エチレンから誘導してつくられます。ポリメチルメタクリレートは、第二次大戦中ドイツで割れないガラスはないかということで開発されたといわれています。当時、戦闘機のフロントガラスは無機ガラスでできており、機関銃などによりよく壊れていたようです。ポリメチルメタクリレートの開発により有機ガラスとして大活躍をしました。そのポリメチルメタクリレートに赤い染料を入れることによりつくられたのが入れ歯の素材です。その後、さまざまなプラスチックが入れ歯材料として試みられましたが、総合的に物性を評価するとポリメチルメタクリレートに優るものはなく、現在でもポリメチルメタクリレートが入れ歯材料として使われています。

そのモノマー（単量体）であるメチルメタクリレート（MMA）は、エチレンの水素をメチル基で置き換え、ほかの1個の水素をカルボキシ基で置き換えたあと、さらにメチルアルコールをエステル結合したものです。

一般に工業的には、いったん高分子化したポリメチルメタクリレートを熱で軟化して型に圧縮

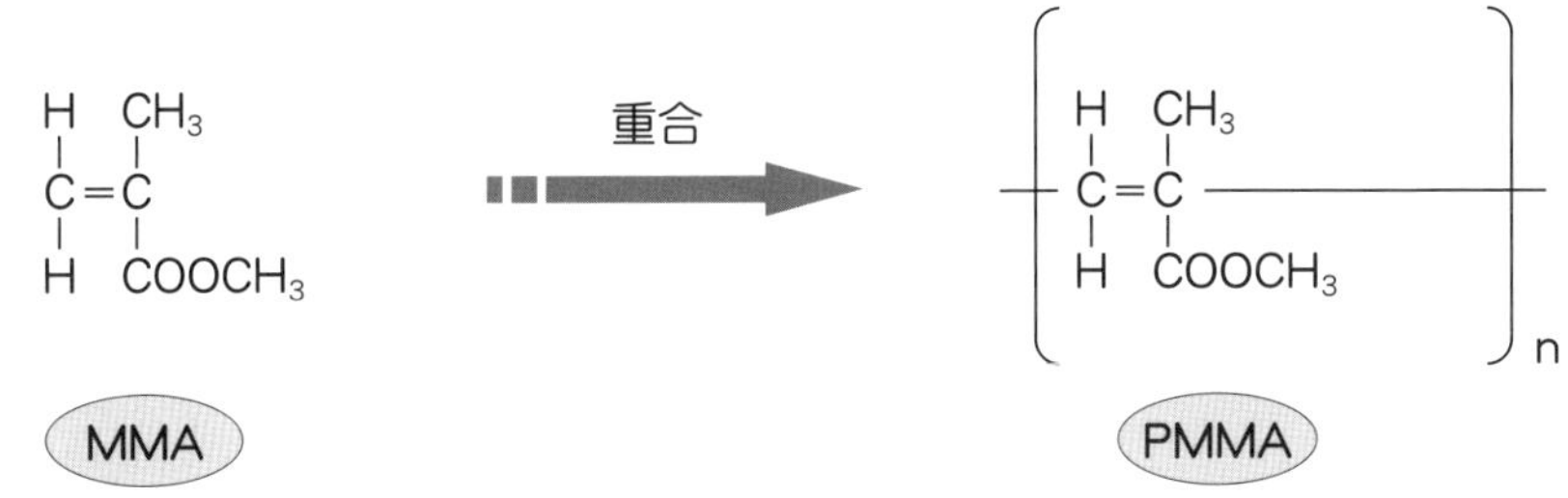

密度 ρ＝0.945g/cm³　　密度 ρ＝1.12g/cm³

MMA モノマーの重合

注入し、いろいろな形のものをつくり出します。工業製品のような同じ型のものを、いくつも大量につくる場合は装置が大きくなっても同じ型を何度でも使えるので、これでよいのですが、入れ歯のように一つひとつ型が異なり、歯科技工室でつくるには、この方法では困難です。そこで、歯科界は実に巧みな方法を考え出したのです。すなわち、すでに重合の終わっているポリメチルメタクリレートの粉末と、まだ重合していないモノマーメチルメタクリレートを混ぜることにより、ドウ（餅状のもの）をつくり、あらかじめワックスでつくっておいた石こうの型からワックスのみを取り出し、このドウをその隙間に詰めて熱を加え、あらかじめポリメチルメタクリレートに入れてあった開始剤（過酸化ベンゾイル）が分解して活性基が発生し重合する方法です。

ちなみに、整形外科で人工股関節を固定する際に用いる骨セメントという接着剤も歯科材料と同じポリメチルメタクリレートからできています。この場合には、熱を加えることができないので、あらかじめメチルメタクリレートに触媒を入れておきポリメチルメタクリレートと混ぜると過酸化ベンゾイル（ＢＰＯ）を刺激して反応が起こるようになっています。ただし、反応の際に熱が発生し、ときとして周辺の健全な骨を痛めてしまうこともあり、改良研究が続いています。また、骨セメントを使わない（セメントレス）手術が行われる場合もあります。

●ウレタンジメタクリレート（UDMA）

実は、骨セメントと同じような触媒型のポリメチルメタクリレートが歯科治療にも用いられたことがあるのですが、重合の際にかなり収縮し、歯質に対する接着性もなく強度も弱いため、充填剤としては用いられなくなりました。割れたり欠けた入れ歯の修理には現在も使われていますす。そこで登場してきたのがビスグリシジルメタクリレート（Ｂｉｓ-ＧＭＡ）とよばれる、重合収縮が少なく、重合すると比較的硬いモノマーでした。このモノマーにフィラーとよばれる無機の充填物を入れたのが、すでにお話ししたコンポジットレジンです。ところが、Ｂｉｓ-ＧＭＡ製造の過程でビスフェノールＡとよばれる環境ホルモン（内分泌攪乱化学物質）の疑いのある物質が使われているということで、最近では使用が敬遠され、代わって登場してきたのがウレタンジメタクリレートです。これらのモノマー分子の両端にはメチルメタクリレートが付いており、基本的にはメチルメタクリレートを継承していることになります。いずれも常温で反応が起こるので、2つのペーストを混ぜるだけでチェアーサイドで簡単に充填することができます。しかも最近では、1ペーストの光重合型コンポジットレジンが主流となっています。これだと歯医者さんも歯科衛生士さんも失敗の心配がなく安心して用いられます。ただ、深い窩洞には光が届きにくく重合が不完全になるため、分割して充填するなどの工夫が行われています。この光重合型というのは、先ほどの触媒（ウレタンジメタクリレート）の代わりに470ナノメートル付近の光に強く反応するカンファーキノンとよばれる光増感剤が入っており、これに光が当たると分解して活性基が発生し開始剤の過酸化ベンゾイルを刺激して重合反応が進行する仕組みになっています。以前は、もっと短波長の紫外線が検討されたこともありましたが、患者さんの目や皮膚を傷める危険があるため、より安全な可視光線（波長380〜770ナノメートル程度）が用いられています。光源も以前はハロゲンランプを用いていましたが、現在では発光ダイオード（LED）を使用しています。

セラミックスの話

セラミックスというと、すぐに頭に浮かぶのはお茶碗やコップ、あるいは古代遺跡から出土した埴輪や甕《かめ》ですね。一般には、粘土をこね、焼いてつくることから焼き物とよばれています。ただし、成分組成や焼くときの温度によって、ずいぶんとその性質は異なります。古代から陶磁器は食物の貯蔵や美術工芸品として人々の生活に密着してきました。典型的なものは中国の明・清朝の官窯で焼かれた青磁でしょうか。王朝によって保護されたため数多くのすばらしい作品がつくられ、薄くて半透明で透けるような磁器も有名です。これは、中国江西省、景徳鎮の郊外にある高嶺山で採れた特殊な陶土（カオリン）を使うことによってでき上がったといわれています。ここでつくられた陶磁器が、インド洋・地中海を渡って西洋へと運ばれ、貴族階級にこよなく愛されたとも伝えられています。その船の航路は、陸に対して「海のシルクロード」とよばれるようになりました。やがて、18世紀のドイツのマイセンやフランスのセーブルでもその技術が研究され、王立窯が操業され、新しいロマン主義時代が幕開くことになります。

一方、日本では中国や韓国から伝わった技術が独自の発展をとげ、数多くの窯元が各地に誕生し、やがてすばらしい芸術作品を生み出しました。いち早く大量生産に乗り出したのが現在の愛知県の瀬戸地方で、行商人が全国津々浦々に売りに歩いたことから「瀬戸物」が陶磁器の代名詞として使われるようになりました。

とくに、豊臣秀吉と千利休によって「侘び・寂び」の世界が生み出された茶道には茶碗が欠かせません。聚楽第の建造に際し、瓦職人であった長次郎という人が千利休に頼まれ、本業を忘れて楽茶碗つくりに没頭したというのは、お茶の世界では有名な話です。その後も競うようにして陶芸家が、自然の灰や釉薬を駆使して最高の芸術作品をつくり出すことに一生を捧げました。なかでも、赤絵の皿とよばれる有田焼は柿右衛門によって創作されたものです。今日でも著名な芸術大学の先生が、分析した化学成分のデータをもとに再現を試み、ほとんど同じような色合いのものをつくり出せたものの、色の深みは同じようには出せなかったという話を聞いたことがあります。

ただ、これらの伝統的な陶磁器の場合には、成分組成に多くの粘土を用いるため、どうしても機械的強度としては脆くなってしまいます。それに対し、最近では電子部品や化学機器に利用するためのファインセラミックス（ニューセラミックス）が登場し、医療でも人工骨や人工歯根としてのインプラント材料に応用されています。これらは、従来の陶磁器とは異なり非常に強く、セラミックスの刃物も市販されています。

前置きが長くなりました。

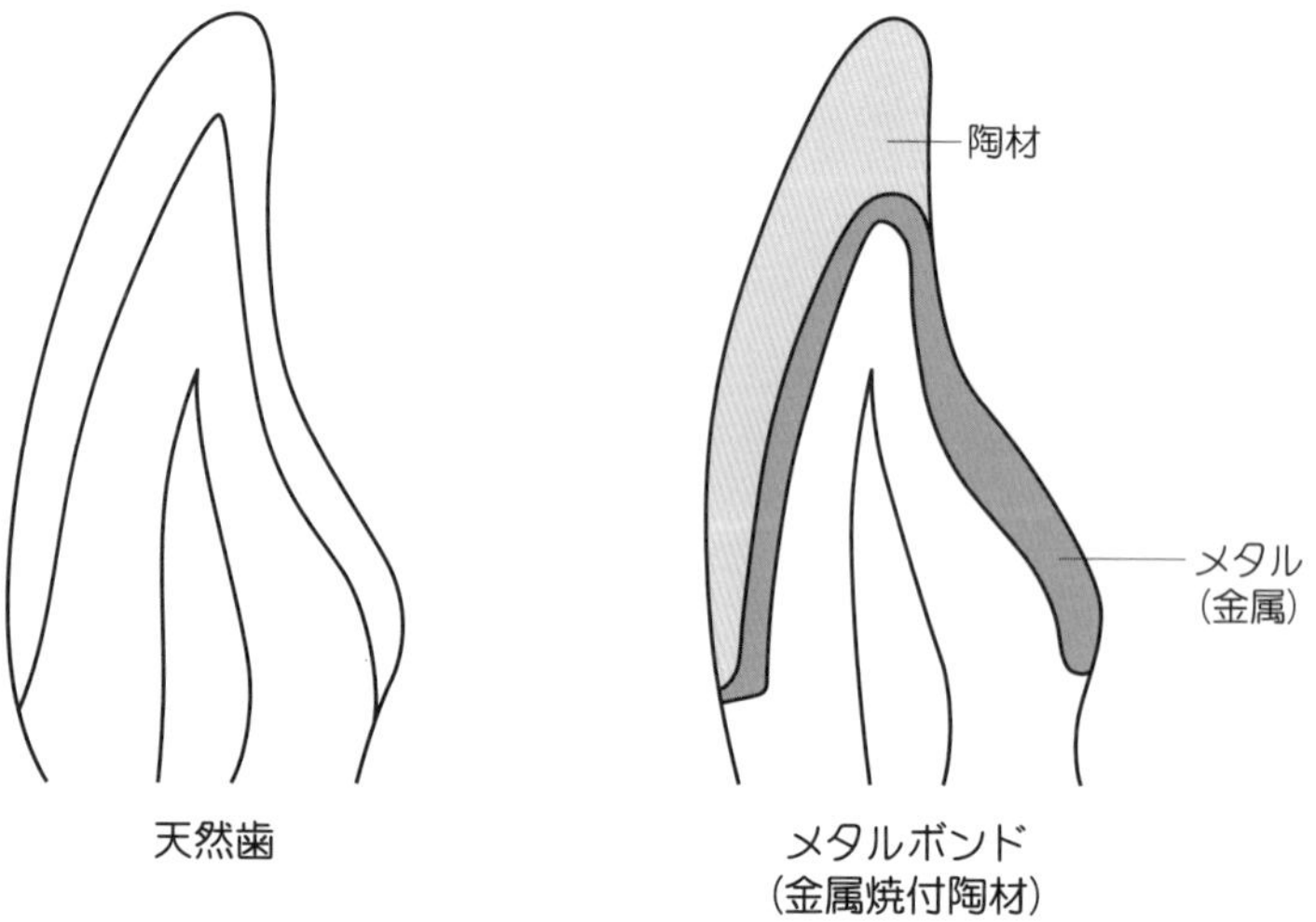

天然歯とメタルボンド

一方、歯科用セラミックスの場合、ほとんど粘土質成分は含まず、長石（80～90パーセント）、石英（10～20パーセント）、陶土（0～5パーセント）のような組成になっていて、強度も優れています。したがって、本来は磁器に分類されるのですが、歯科界に導入されたときに「陶材」と命名されたために誤解されやすくなってしまいました。決してお茶碗やコップのように強度的に弱いものではありません。英語ではポーセレン（磁器）となっています。

もともとセラミックスという言葉は、陶器を意味する英語だったのですが、最近では陶器も磁器も区別せず広く陶磁器に対してセラミックスという表現を使うようになってきました。その歯科用陶材はかなり以前から用いられていますす。フランスの陶工が入れ歯の人工歯を陶材で

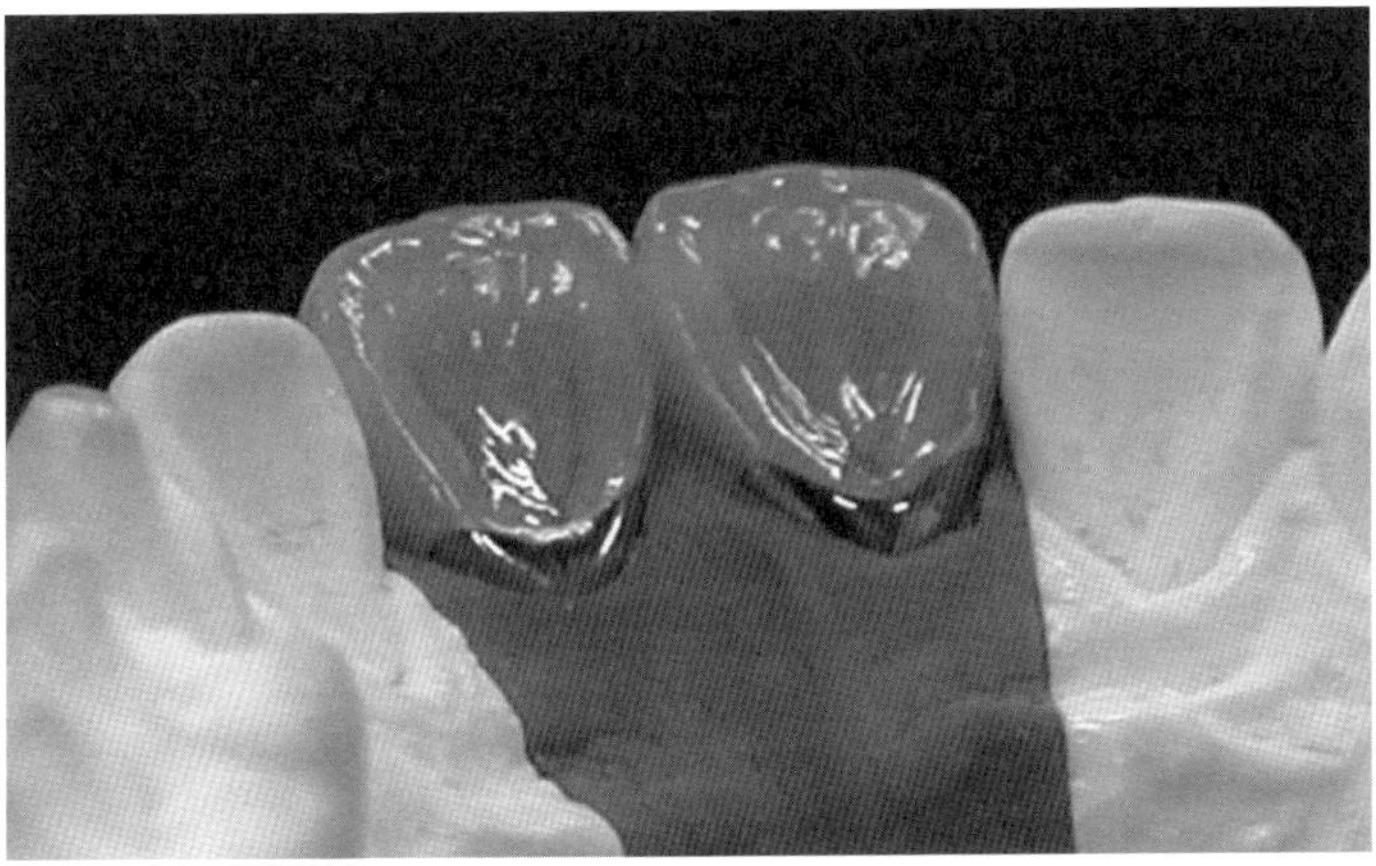

メタルボンド
（三和デンタルのご厚意による）

焼き上げてつくったのが始まりといわれています。日本では、1922（大正11）年、松風陶歯という会社が京都に設立されたのが最初で、その当時としてはかなり近代的な工場になっていました。まげを結った女工さん達が一生懸命粘土で歯の形をつくり、それを焼き上げていました。

歯に詰めたり被せたりする補綴物をつくる場合には、陶材の粉末を水と練り、金箔を被せた型に盛りつけたり、クラウン（歯冠）とよばれる補綴物に盛りつけ、余分な水分を除いて焼き上げます。この工程を2〜3回繰り返すことによって天然歯の色合いに近いものに仕上げます。

よくテレビで、ニコッと笑ってすてきな歯を見せているタレントさんがおられますが、その中にはメタルボンドとよばれる審美性の高い補綴物を被せていることがあります。このメタルボンドは金属製のクラウンの表面に、前方から見える部分のみ陶材で覆ったもので、一部裏側は金属が露出していますが、大きな口を開くとか口の中を覗き込まないかぎり見えません。現在、審美性のよい補綴物としては非常に評判のよいものですが、健康保険が使えないため高価なこと、金属と陶材の厚みの分まで歯を削ってしまうことが欠点です。また、時として金属と陶材の接合がうまくいっていない場合があり、強い力が加わると表面の陶材が割れてしまうことがあるので要注意です。その場合には、仕方がないのでレジンで修復します。見栄えだけでなく耐久性も考慮することが大切です。

これらのメタルボンドや入れ歯とは対照的に、顎骨の中に埋植するまったく斬新的な治療法が1960年代に登場してきました。これが人工歯根（歯科インプラント：単にインプラントとよぶこともあります）です。材料としては、当初から純チタンが広く使われてきましたが、セラミックスであるアルミナが一時期登場しました。機械的強度は十分ですが、生体親和性が思ったほどよくなかったため衰退し、代わってハイロドキシアパタイトの焼結体が登場しました。これは生体親和性は十分よかったのですが、残念ながら強度的に脆かったため、やがて使われなくなり、現在は、純チタンやその表面をハイドロキシアパタイトでコーティングした人工歯根が主流になっています。

ここで一服

お茶の四方山話

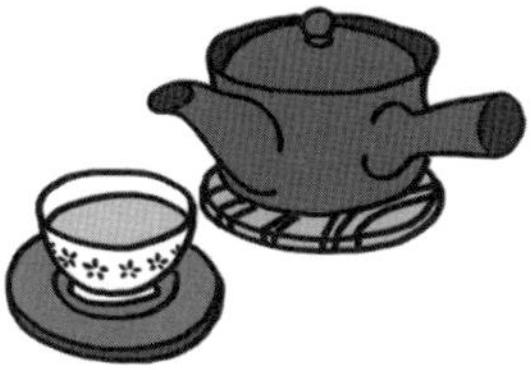

茶道で使われるお茶碗で有名なのが楽焼《らくやき》で、赤楽や黒楽とよばれる高価なお茶碗があります。また、名物と称される茶入があります。昔、戦国時代に大名への褒美として与える領地がなくなり、困って考え出されたのが、茶道具に法外な値をつけ国一国の代わりに茶道具を与えたとか。経済的に知略にたけた発想ですね。美術品のなかには、いくらお金を積んでも代えがたい作品もあるようですが。皆さんはどう思われますか。

ところで、中国漢の時代（紀元前 1 世紀）の医学書『神農本草経《しんのうほんぞうきよう》』によれば、当時すでに飲茶の習慣があったようです。日本では、遣唐使が往来した奈良・平安時代に最澄、空海、永忠などの留学僧が唐より茶の種子を持ち帰ったのが、日本のお茶の始まりとされています。平安初期(815 年)の日本書記には「嵯峨天皇に大僧都永忠が近江の梵釈寺にて茶を煎じて奉った」と記されています。

もともと日本の山間部の奥地に自生していた山茶を飲んでいたという説もあるようですが、お茶の栽培は、臨済宗の開祖・栄西禅師《えいさいぜんし》が 1191 年に中国から持ち帰った種子を佐賀県背振山に植えたのが始まりだといわれています。その後、京都の明恵上人《みょうえしようにん》が栄西より種子を譲り受けて京都栂尾に蒔き、宇治茶の基礎をつくるとともに全国に広めて行きました。今日でも、栂尾・高山寺には茶の発祥地としての茶畑が残っています。室町時代になると武士のあいだでも飲まれるようになり、闘茶（日本酒の利き酒のようなもの）が盛んに行われるようになりました。その後、村田珠光によって侘び茶が提唱され、孫弟子の千利休によって完成されます。これが日本独自の「茶道」という文化で、ミニマリズムのなかに美を見出そうとしたもので「引き算の美学」ともよばれています。今日のように女性の嗜みとして普及したのは明治時代に入ってからのことです。

なお、お茶には健康に優れた多くの成分、カテキン（渋み成分でタンニンの１種：血中コレステロールの低下）、テアニン（お茶の旨味成分：神経細胞保護作用）、ビタミン類（皮膚や粘膜の健康維持）、フッ素（むし歯予防）、各種ミネラル（生理調整）などが含まれています。最近では、アンチエイジングという言葉が流行語になり、健康食品や若返り健康法への関心が高まっています。お茶もその１つとして注目されています。茶祖とよばれる栄西禅師の弟子、明恵上人は茶の効用として散鬱気、覚睡気、養生気、序病気、制礼、表敬、賞味、修身、雅心、行道を茶十徳にあげたと伝えられています。

茶道の世界では、材料学的にみて多くの竹が使われています。竹は軽くて丈夫であり加工も容易です。茶室から生垣、水屋、柄杓、茶杓、添え箸、楊枝など、さまざまなところに利用されています。ただ、茶道具のなかで唯一、本人の自作の物が茶杓です。一見、耳かきの親分のようなイメージがありますが、じっくり眺めてみると作者の心や魂が息づいているともいわれています。まさに、「侘び」や「寂び」の世界が、この１本の竹に込められているのかも知れません。材料としては、竹以外にも象牙や木を用いることもありますが、ほとんどが竹を利用しています。圧巻は、櫂先《かいさき》とよばれる匙の部分を表皮を内側にして直角近くにまで曲げる技術です。竹の主成分はセルロースですが、リグニンとよばれる分子量5万以上の芳香族高分子化合物が20〜30%も含まれています。このリグニンは、細胞間を接着、固化する働きがあり、入れ歯の材料であるポリメチルメタクリレートと同様、熱によって柔らかくなるガラス転移とよばれる性質をもっています。どうやら、この性質を利用してロウソクの火や熱湯で加熱して竹を曲げるようです。裏側は、鋭利な小刀で削られていて、作者の心が息づいているようです。

なかでも、茶人としての千利休、宗旦をはじめ、細川三斎（忠興）や加藤清正、福島正則、小堀遠州といった戦国武将がすばらしい作品を残しています。これら茶杓には、「泪」、「二人しずか」、「ケツリそこない」、「不老不死」、「松島」、「青苔《せいたい》」など、それぞれの銘がついていて、心が和むようなものもあります。昨今、伝統工芸としての竹の利用や関心がうすれてきているのは残念です。竹は合成プラスチックとは異なり、やがては自然に還る、エコロジー的には非常に価値ある素材です。竹が、うまく歯科材料や生体材料として利用できる日がくるといいですね。

余談ですが、「茶寿《ちゃじゅ》」という言葉をご存知でしょうか。これは、百八歳のお祝いの言葉です。皆様も少しその意味合いを考えてみてください。答えは章末に記載しました。

もともと、お茶は不老長寿の薬として飲まれるようになったようですが、iPS細胞の研究により不老不死も夢ではなくなるかも知れません。もっとも、細胞には生まれたときから歳が刻まれていて、寿命を迎えると細胞死が起こるとの説もあるようです。やはり、「歳月難従老底還」（歳月、老いの底より還り難し）でしょうか。いずれにせよ、平均寿命が長くなり「茶寿」や「皇寿」（百十一歳）という言葉が現実のものとなってきています。

茶寿とは

昔は茶という字の草冠は十十と書きました。あとはもうおわかりでしょう。その下の字は、八、十、八となります。したがって、八十八に二十を足すと百八になります。少しこじつけのところもあるようですが。

Part 4

補綴物ができあがるまで（つくり方）

印象の採り方と模型のつくり方

では、私達の口の中で活躍している、いろいろな詰め物（インレー）や被せ物（クラウン）、入れ歯はどのようにしてつくられているのでしょうか。

作業は、歯医者さんと歯科衛生士さん、歯科技工士さんとの共同で行われます。まず、歯医者さんが患者さんの口の中全体を見渡し、悪いところがないかチェックします。むし歯になっている歯があると、むし歯の部分をエアータービンや電気エンジンを用いて削り取ります。小さい穴の場合には、すでにお話ししたコンポジットレジンとよばれるプラスチックの練り物を詰めて固めるだけでよいのですが、大きな穴や複雑な欠損の場合には、金属やセラミックスで丈夫な補綴物をつくる必要があります。その下準備として、インレーやクラウンがうまくはまるように歯を削って形を整えます。この整えられた歯を、専門的には支台歯とよびます。

そこで、歯科衛生士さんがさまざまな印象材を練ってトレーに盛りつけ、歯医者さんがこの支台歯や周辺の歯、場合によっては全体の歯型を採取します。この操作を「印象を採る」といいます。ここでは、寒天やアルジネートとよばれる海藻から抽出したものを使ったり、シリコーンとよばれるゴム質印象材を用いています。これらは、とても精度がよく歯型の印象が採れるのですが、

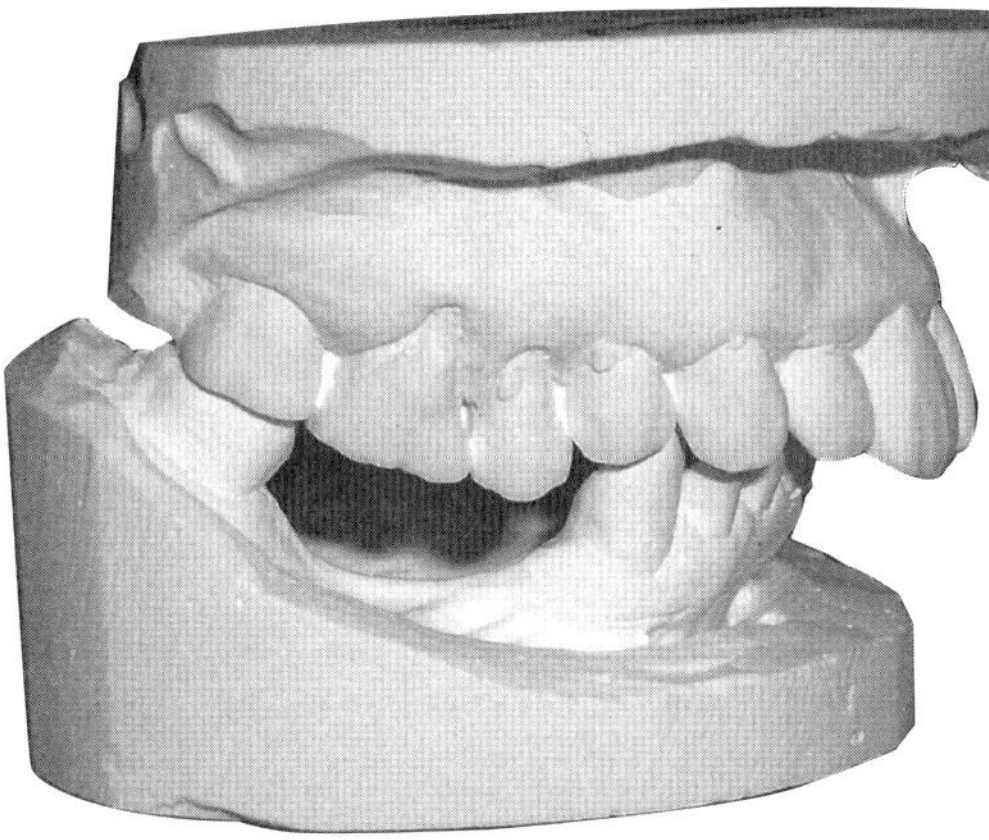

歯の石こう模型

硬化後にどうしても収縮したり変形することが少なくありません。そのため、いくら注意してその後の作業を進めても補綴物がピッタリと合わないこともあるのです。何本も連なった長いクラウンや入れ歯のような大きな補綴物ほど、その傾向は顕著です。次に、この採得した印象に石こうを流し、もとの歯と同じ模型をつくります。

この模型上で歯科技工士さんがいろいろな作業をすることになります。石こうは硫酸カルシウムでできていて彫刻などをつくるのに使うものと同じですが、作業上強度のある上質なもの（硬石こう、超硬石こう）も使います。この石こうは水と練って固まるとわずかに膨張する程度で、最終的には補綴物の寸法変化に影響を与えることはほとんどありません。

鋳造の話（鋳造とは）

補綴物には、きわめて寸法精度の高いことが要求されます。そこで、歯科界では古代から続く鋳造のテクニックを基本に改良した独自の方法を採用しています。このすばらしいテクニックを、歯科精密鋳造とよびます。

伝統的な鋳造法は、皆さんよくご存知の奈良の大仏をつくったときの技法がまさにそれです。奈良の大仏の場合には、巨大な銅像をつくり出すため、1回では鋳造できず、「いがらくり法」とよばれる日本の誇る古代の匠の技が採用されました。「いがらくり法」とは、金属の凝固収縮を利用したもので、すでに固まっている金属の上に溶湯を流し込んでもくっつきませんが、固まっている金属を上から指で挟みこむように流し込み、固まると同時に金属の収縮力によりしっかりと接合する方法で、いっさい鋲や接着剤を用いる必要はなかったのです。

歯科では、大仏に比べればきわめて小さいものですが、それだけに精度が要求されます。そこで、鋳型をつくるための材料である埋没材に工夫が施されたのです。すなわち、金属の凝固収縮を見込んで、埋没材が硬化したり熱を加えた際に若干膨張するような材料をつくったのです。この埋没材は、耐火材としてのシリカと石こうからなっていて、加熱して焼き上げたときにシリカ

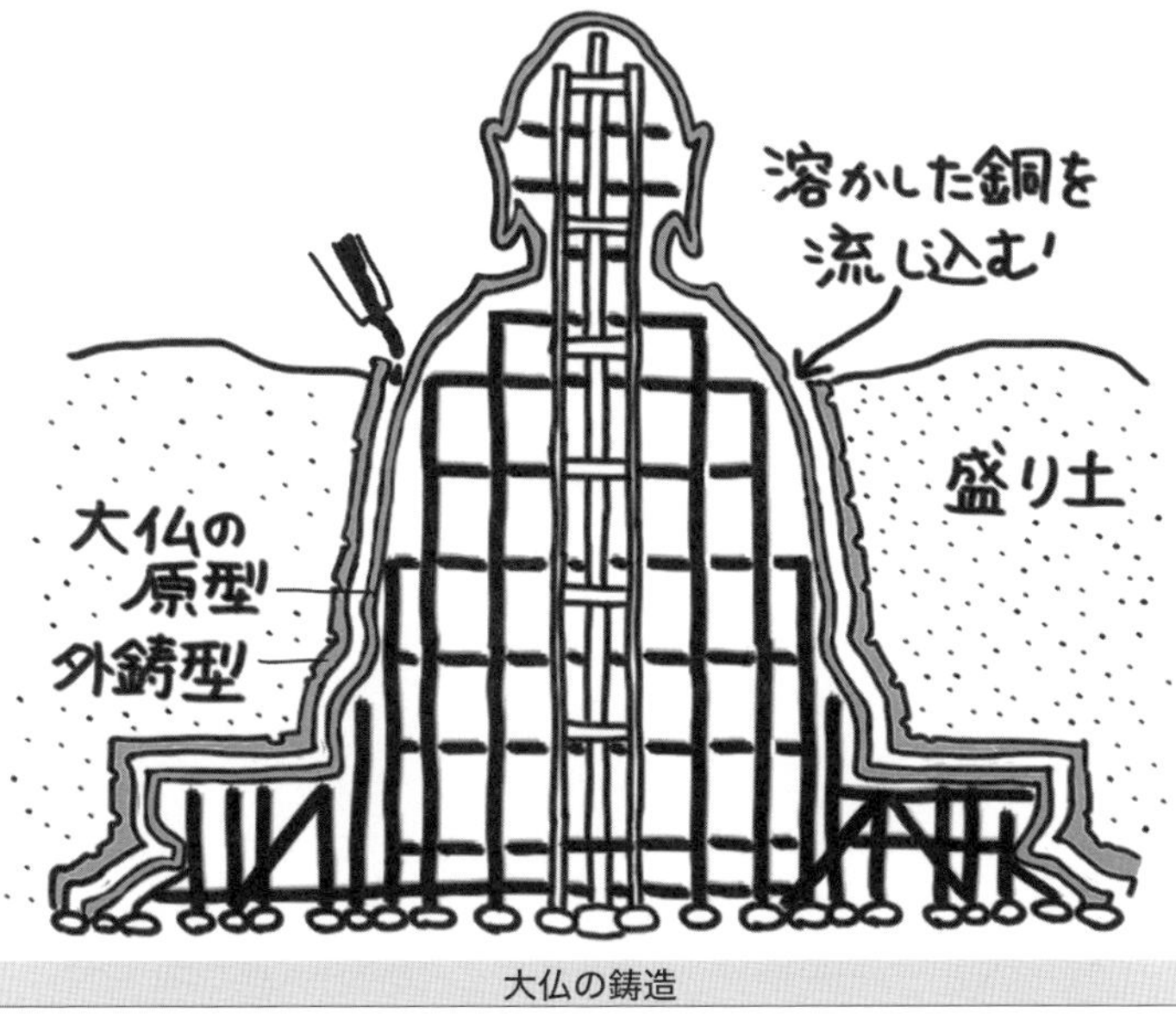

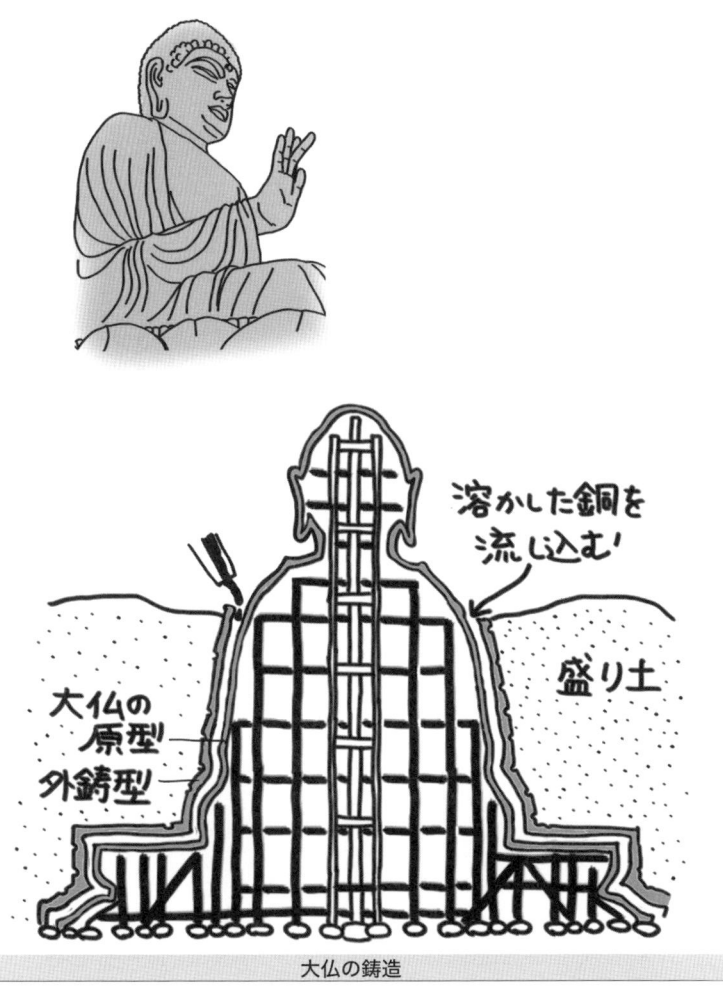

大仏の鋳造

が熱膨張を起こします。この熱膨張を金属の収縮の補償に利用したのです。

歯科技工士さんは、つくられた石こうの模型上で作業するので、石こうの寸法精度が補綴物の良し悪しを左右します。クラウンのような場合には、この石こうの型の上にワックスを盛りつけ、削った歯を健全な形に再現します。したがって、歯の形状にかかわる解剖学的な知識が必要です。あるいは、インレーの場合には、掘られた穴（窩洞）に直接ワックスを軟化圧接して取り出します。このようにして得られたワックスパターンを、先ほどお話しした埋没材の中に金属のリングで囲って埋め込みます。

この埋没材が固まってから電気炉で加熱しワックスを溶かすとともに、完全に燃やして空洞にします。この方法を、専門的にはロスト・ワックス法とよんでいます。このリングで囲った埋没材を鋳造機にセットし、付設したルツボ内で金属を溶かし、遠心力か圧力で金属の溶湯を埋没材の空洞の中に流し込みます。このとき、金属が凝固する際に液体から固体に変わるので体積変化を起こし収縮します。これがいわゆる金属の凝固収縮です。したがって、すでにお話ししたように、でき上がった補綴物はそのままでは小さく収縮する傾向があるので、あらかじめ埋没材を金属の凝固収縮に見合った分だけ熱膨張させておきます。また、凝固時に湯道のほうが早く固まると凝固収縮ができ上がった補綴物の内部に多くの小さな気泡をつくってしまったり、すみずみまで十分溶湯が流れないようなことも起こり、不完全な補綴物ができ上がり失敗してしまうことが

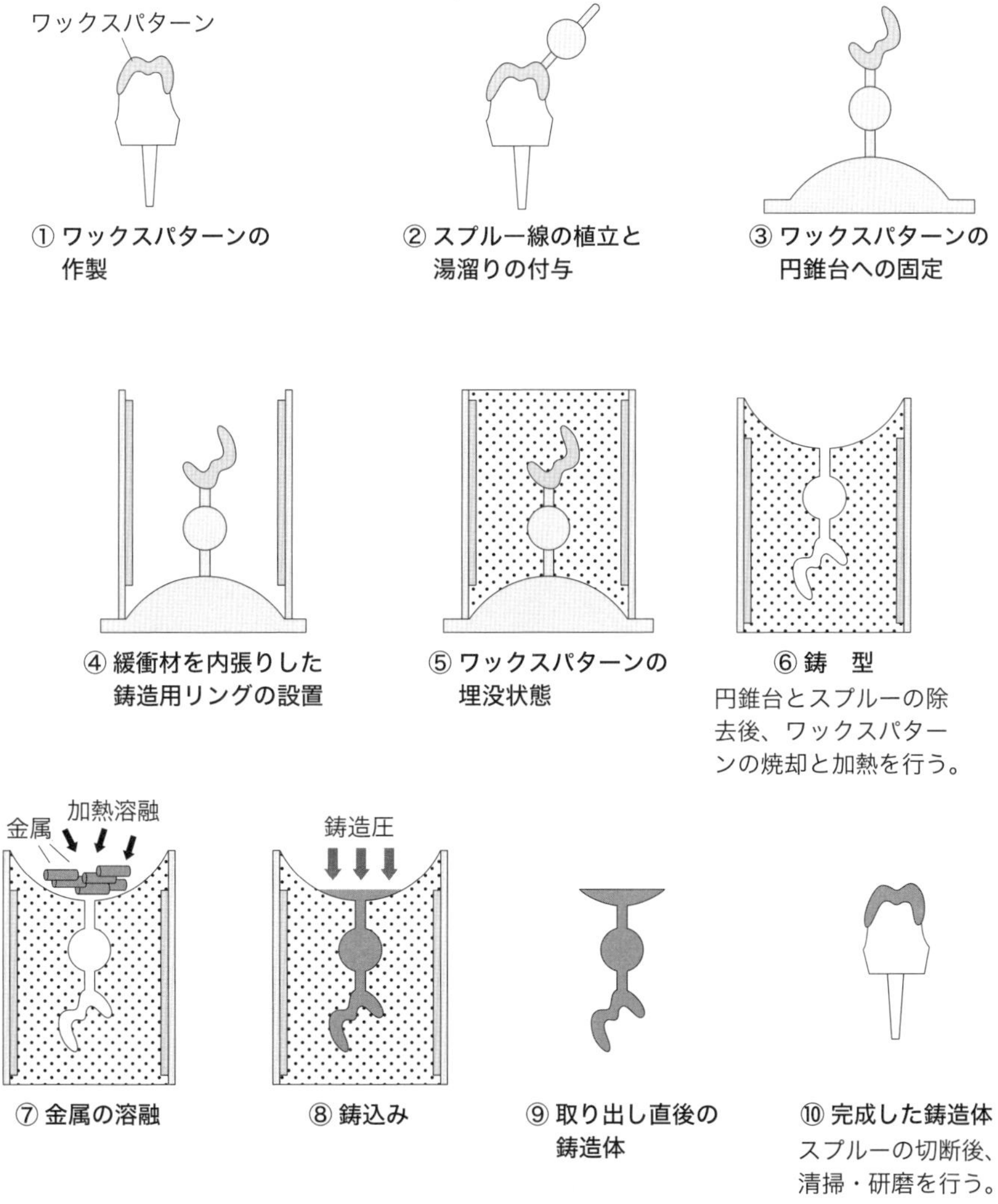

① ワックスパターンの作製
② スプルー線の植立と湯溜りの付与
③ ワックスパターンの円錐台への固定
④ 緩衝材を内張りした鋳造用リングの設置
⑤ ワックスパターンの埋没状態
⑥ 鋳 型
円錐台とスプルーの除去後、ワックスパターンの焼却と加熱を行う。

⑦ 金属の溶融
⑧ 鋳込み
⑨ 取り出し直後の鋳造体
⑩ 完成した鋳造体
スプルーの切断後、清掃・研磨を行う。

クラウンの鋳造

（中嶌　裕 ほか：スタンダード歯科理工学—生体材料と歯科材料—第５版、2013、学建書院より）

あります。

重合の話（入れ歯のつくり方）

まず、歯医者さんは歯科衛生士さんの協力のもと、患者さんの口の中をチェックし、印象材を練って歯なしの歯茎全体や部分の印象を採ります。次に、採った印象に石こうを流し込み模型を作製します。大切な模型をなくさないように、模型からさらにスペアーの模型をつくることもあります。

歯科技工士さんは、この模型の上にすでに喪失したもとの歯並びをワックスで再現します。ワックスで歯茎部に載せる入れ歯の部分を盛り上げ、そこへセラミックスやプラスチック（レジン）でできた人工歯を植えつけます。このワックスパターンは大きいので模型から取りはずすと変形してしまうため、模型ごとフラスコとよばれる金属の枠の中へ石こうを用いて下半分を埋没します。さらに、石こう表面に分離材を塗ったあと、上半分を再び埋没します。

このようにして割型にし、石こうが固まったら蓋を開け、湯の中に浸けてワックスを軟らかくして取り出します。そうすると、ワックスのあった部分が空洞となり、人工歯は石こうの中に埋まったまま残ります。

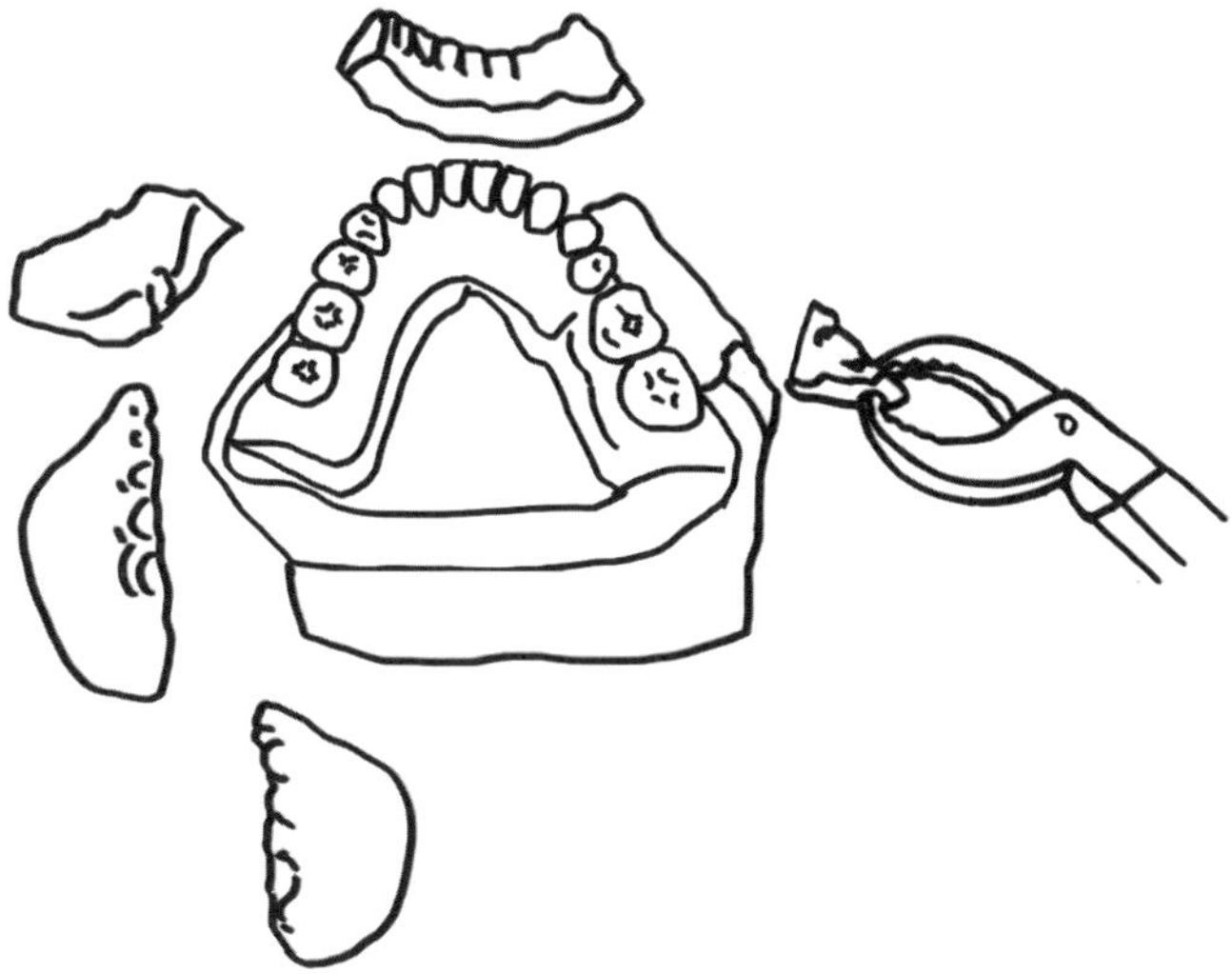

一方、すでにお話ししたメチルメタクリレートの液体モノマーとポリメチルメタクリレートの粉末ポリマーを混和器に入れ蓋をして静かに放置します。しばらくすると、ドウ（お餅の状態）になるので、このタイミングで先ほどの空洞へこのドウを詰め込みます。そして、上下のフラスコを強くボルトで締めたあとに湯の中に浸けたり、乾熱機にセットし重合します（モノマーの一つひとつの分子を化学反応で数珠つなぎにすることを重合とよびます）。これには、化学反応を起こさせる開始剤とよばれる助っ人を活発にするため60度以上に加熱する必要があるからです。ただ、最初から100度以上にするとメチルメタクリレートモノマーが沸騰し気泡が発生する恐れがあるのでよくありません。

このようにして、重合が完了するとフラスコから石こうごとはずし、少しずつ石こうを慎重に割りながら入れ歯を取り出します。余分のバリとよばれる部分を削り取り、患者さんの口の中で試適し、噛み合わせを調整すると入れ歯ができ上がります。

ここで金属の凝固収縮と同じように、重合時に液体のMMA（密度0.945g/cm^3）が固体のPMMA（密度1.12g/cm^3）に変化する際、密度が変わるため収縮が起こります。ドウは補充されるような工夫が凝らされており、また、型材の石こうで抱え込まれているため、収縮は自由なときほどには起こりませんが、そのぶん内部に抑圧されたひずみがいくらか残ります。その結果、石こう枠から取り出してみると、でき上がった入れ歯が変形してしまうこともあります。印象がうまく採れても、口腔内の生体変化や、この重合収縮も考慮に入れて技工しなければなりません。入れ歯づくりは思った以上に大変な作業なのです。

ワックスの話

ワックスは昔から、エジプトでミイラづくりに盛んに用いられてきました。ツタンカーメンのミイラなどが有名ですね。ワックスとは、蠟《ろう》のことで、日常生活に欠かせなかったろうそくの原料として用いられてきました。洋ろうそく（キャンドル）は、石油由来のパラフィンを主原料とし、和ろうそくは木蠟（ハゼやウルシの実から採ったもの）を主原料としたもので、蜂蜜から採った蜜蠟は大変貴重なものでした。

歯科用ワックスは、パラフィンを主成分として蜜蠟やダンマー、カルナウバなどの鉱物系・動物系・植物系成分原料を何種類も混合し、融点や硬さを調整してあります。すでにお話しした鋳造時のろう原型に利用され、多くの複雑な歯の形を再現してきました。このテクニックをロスト・ワックス法（ワックス消去法）とよび、歯科精密鋳造法として利用されています。

焼成の話

陶材を焼き上げるには、まず支台歯に金箔を被せ、その上に水で練った陶材を盛りつけていきます。余分の水分をガーゼやティッシュペーパーで拭いながら形を整えていきます。その後、耐火用のセラミックス支持台に載せ、焼成炉の中に入れて、ゆっくりとプログラムに準じて温度を上げていきます。象牙質やエナメル質に相当する陶材を何回かにわたって焼き上げ、隣の天然歯の色合いに見合ったステインとよばれる着色材も一緒に焼き上げることもあります。メタルボンドとよばれる、丈夫で見栄えの良いクラウンを製作する場合には、あらかじめ金属のクラウンを鋳造し、その上に先ほど述べたような方法で陶材を盛りつけ焼成していきます。セラミックスの場合はとても見栄えが良く丈夫で長持ちする補綴物ができ上がりますが、セラミックス本来の欠点である衝撃に弱い性質があるため、時としてパリッと割れてしまう心配はあります。また、セラミックスは一般に、焼成の過程で30~40パーセントほど収縮する性質があるので、あらかじめこの性質を理解して陶材を盛りつけ焼き上げる必要があるため、製作には熟練を要します。皆さんのなかにも陶芸教室に行ってコーヒーカップをつくったはずが、焼き上げてみるとミニカップになっていたというような経験をおもちの方もいらっしゃるのではないでしょうか。

CAD・CAMの話

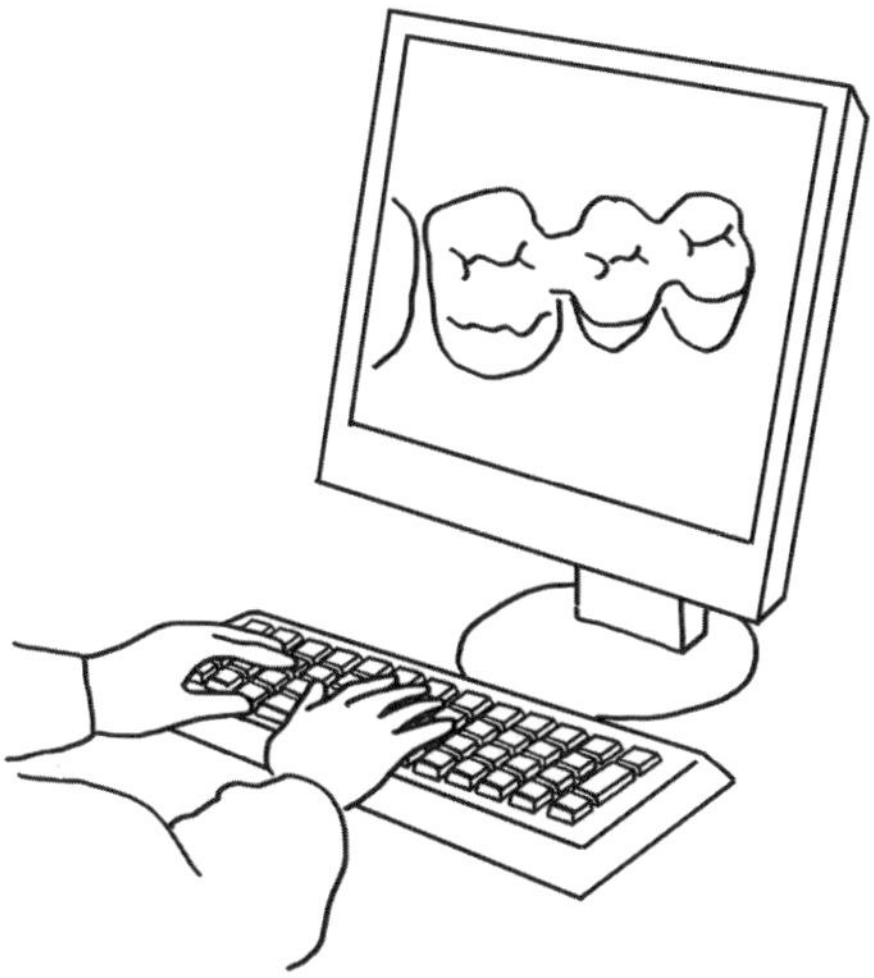

CAD・CAM

近年、クラウンや入れ歯をコンピュータを使って製作しようという動きが活発になってきました。専門的にはCAD（computer aided design：コンピュータによる設計）、CAM（computer aided machining：コンピュータによる機械加工）とよばれています。まず、歯型を印象材で採って、それをコンピュータで計測したり、直接口の中に測定カメラを入れて計測し、クラウンを設計します。このデータをもとに工業用金型材料を旋盤でつくるような方法で機械加工します。ですから従来のようなワックスでクラウンのろう原型をつくったり金属を溶かして鋳造したりという面倒な操作はいらなくなります。入れ歯も同じような方法で、口の中を計測し、そのデータをもとに直接プラスチックを削り加工します。ですから、ワックスパターンをつくる必要はありません。現在では、金属やプラスチックからセラミックスまで加工できます。従来の補綴物作成時に、ステップごとに材料の凝固や重合によって生じていた膨張や収縮変化の影響がなくなるので、より精度の高い補綴物が作成できることになります。また、コンピュータや工作機械に任せておけば勝手につくってくれるので、歯科技工士さんの手間がはぶけます。ただ1つ弱点があるのは、鋳造や重合の場合には、溶けた金属を流したり軟らかくなったプラスチックの餅を詰め込むため一挙に曲面が完成しますが、機械加工の場合には線を主体にして削っていくため、線と線との間に微妙に凹凸ができてしまいます。曲面をミクロで見るとガタガタの状態です。したがって、あとから曲面をきれいに磨く手間が必要となります。やがてはこのような問題も解決され、ロボットが補綴物を作成する時代がくることでしょう。

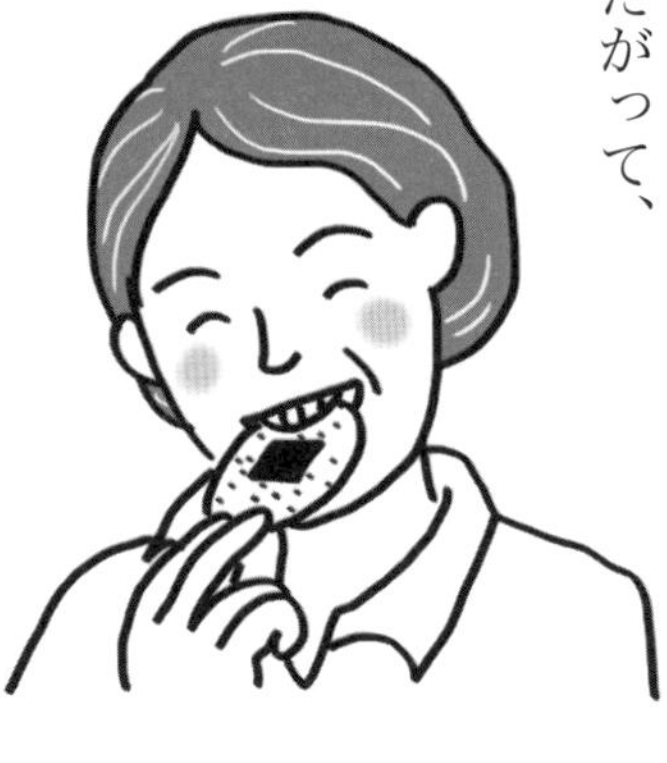

寸法の話

人の身体はファジーのようで実に精巧にできています。ちょっとした異物が口の中に入ったり目の中に入っただけで敏感に察知します。補綴物のできが悪いと、噛み合わせがうまくいきません。入れ歯の精度が悪いと歯槽骨（歯を支える骨）を刺激して痛くて長くはめていられません。歯科補綴物の製作にも数十ミクロン（1ミクロン：百万分の1メートル）の精度が要求されます。最近のCAD・CAMでは、数ミクロンの精度で加工することは十分可能になっています。しかし、驚くべきは匠の技である日本の職人さんの手作業です。ごくわずかの指の感触で旋盤を動かしたりヤスリで削って数ミクロンの精度に仕上げるのですから感嘆します。この日本の技術が宇宙での精密機器の製作に活躍しているのは、まさに国の宝といえるでしょう。

ところで、この寸法精度の「寸」という言葉ですが、昔から「一寸法師」、「一寸の魂」、「一寸の光陰軽んずべからず」などなど、数多くのことわざに使われてきましたが、意外に語源となると知られていないようです。「寸」は、やはり身体の部分からきているようで親指の幅を基準にしたというのが第一の説です。また、脈をとる際に便宜上用いられたようで、手の平の付け根から一寸のところに動脈が浅く通っているところがあり、これを基準に使ったようです。一寸は約

3.03センチに相当し、その十倍が一尺ということになります。西洋のインチも同様に親指の幅を基準にしていますが、この場合は少し短くて2.54センチとなります。

いずれにせよ、昔の人は身体を基準にして寸法を決めていたようです。茶道や料理の角盆には八寸（約24センチ）という基準がありますが、これは千利休が京都の男山八幡宮（石清水八幡宮）の神器をヒントに考案したようです。武道では真陰流に「八寸の延矩《のべがね》兵法」という極意がありますが、これも刀の柄をうまく利用して相手より八寸伸ばして有利に立つ方法とか。皆さんも「寸」について調べてみると、とても面白い事柄がみつかると思います。ちなみに、1メートルは、従来地球の赤道と北極点を結ぶ滑らかな曲線の長さを基準に、その一千万分の1と決めたようですが、最近の定義では光の速さを基準に、より精度の高いものに改められています。地球の1周が約4万キロメートル、その四分の一が1万キロメートル、光は1秒間に地球を7回り半（約30万キロメートル／秒）するということですから覚えやすいですね。

Part 5

人工骨用材料の変遷と将来への展望

金属生体材料が本格的に医療の分野で使われるようになったのは20世紀に入ってからで、当初はなんといってもステンレス鋼でした。ステンレス鋼とは、普通の炭素鋼に比べて、とくに耐食性に優れた特殊鋼の総称であり、18-8ステンレス鋼（クロム18パーセント-ニッケル8パーセント）が有名です。1938年には、ストロック（アメリカ）によるVitalium®（コバルト-クロム-モリブデン合金）が登場し、今日でも広く人工股関節をはじめとする各種生体材料として利用されています。また、生体親和性金属材料として知られるチタンは最もポピュラーであり、1967年にはリンコー（アメリカ）が人工歯根として用いました。それ以降、ブローネ・マルクらにより幾多の改良がなされ今日に至っています。さらに、1962年、ブューラーによって、形状記憶合金として開発されたNitinol®（ニッケル-50 at％（原子パーセント）チタン）が超弾性効果も有することから医療用にも応用されてきました。

セラミックス生体材料では、1960年代にアルミナが注目を集め、人工骨や人工歯根として使われました。しかし、生体親和性良好なリン酸カルシウム系セラミックスの登場により、次第に影をひそめるようになりました。当初登場したのがバイオグラスであり生体親和性は良好でしたが、脆かったため実際にはあまり使われませんでした。その後、1970〜1980年代には、数多くの焼結アパタイトが登場しました。ブロックタイプから顆粒状タイプまで、さまざまな人工骨が生み出されました。しかし、これらの焼結アパタイトもやがて代謝性に乏しいことから使

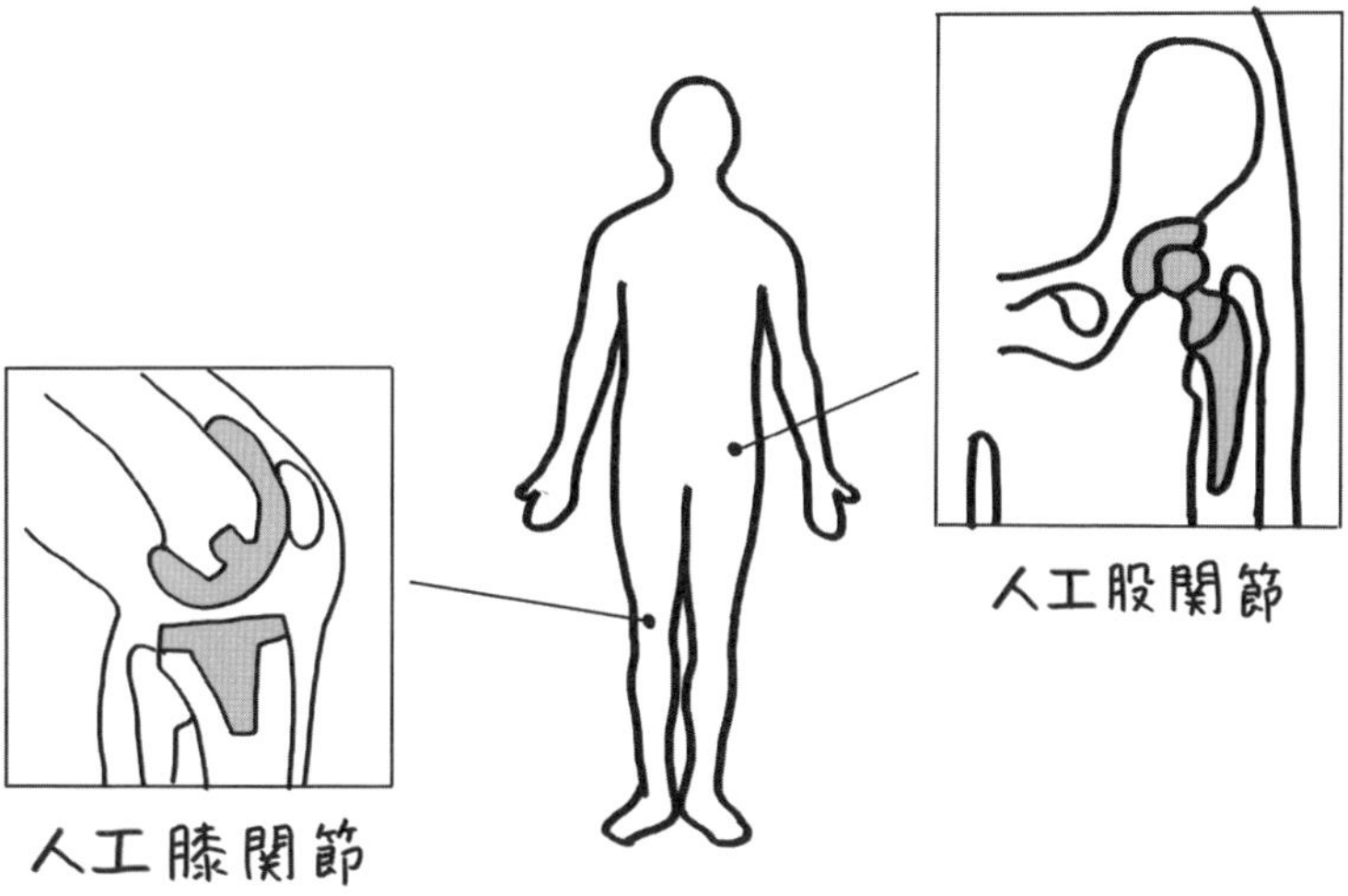

各種生体材料

用が見直されることになりました。それに代わり多くの代謝性リン酸カルシウムが登場してきました。代謝性アパタイトやαリン酸三カルシウム、βリン酸三カルシウム、リン酸水素カルシウム二水塩、リン酸八カルシウム、4CPなどの素材が単独で、あるいはチタンのような金属材料表面にコーティングされることにより、骨との馴染みを良好にした多くの生体材料が開発されました。

一方、これら代謝性アパタイトと有機質コラーゲン、キトサン、ポリ乳酸などとの複合体が試作されました。その後、組織工学の登場により、これらの材料は骨芽細胞の侵入を容易にするためポーラスに改良されました。私達も、生体骨類似の化学組成と代謝性を有する炭酸アパタイト・コラーゲンスカフォールドを開発

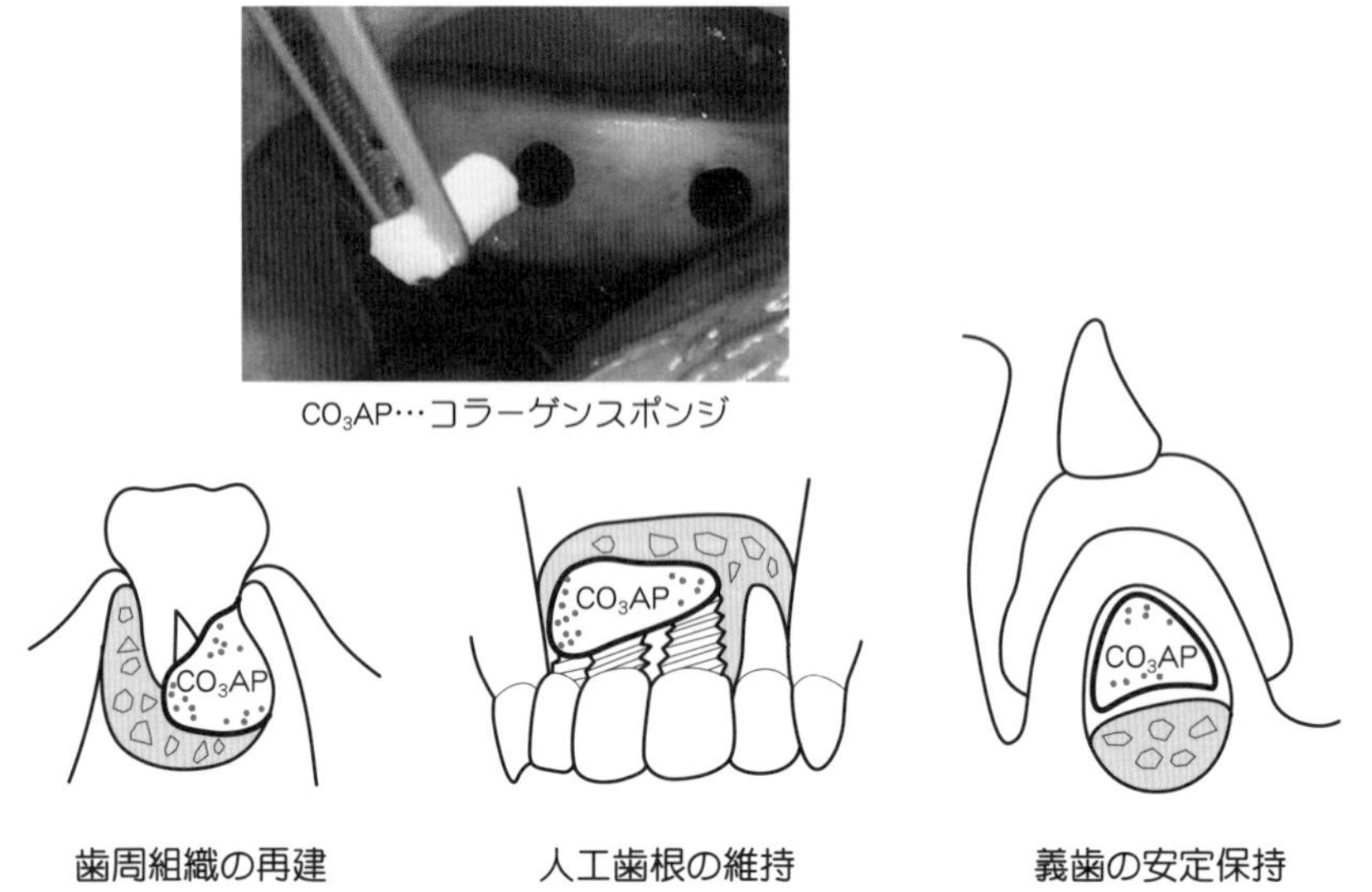

代謝性炭酸アパタイト・コラーゲンスカフォールド

し、動物実験により高機能性の骨再生生体材料として有望であることを確認しています。スカフォールドとは、足場という意味で、細胞が三次元的に増殖するための補助的支えとなる材料です。したがって、再生が進めば次第に代謝されて喪失してしまいます。炭酸アパタイトやコラーゲンは、もともと生体由来の材料ですから、分解した成分は再び骨の形成に役立つというわけです。身体に害を加えるような悪い異物は残りません。この生体類似の代謝性材料が、われわれの目指す材料で、「生体に優しい材料」、すなわち、理想的な生体材料ということになります。炭酸アパタイト・コラーゲンスカフォールドは、体内の骨欠損部をはじめ、口腔内では吸収された歯槽骨の再生に寄与し、入れ歯の安定保持やインプラント（人工歯根）の維持、歯周組織の再建への応用が期待されています。また、骨増殖因子や血管形成因子などを添加することにより、再生能力の衰えた患者さんや体内の再生機能の低い部位でも活発な骨形成能を発揮することが動物実験をとおして検証されています。ただ、大きな欠損部位や関節のように大きな力のかかる部位には、従来の高強度の非代謝性セラミックスや金属と併用する必要があります。

最近、高齢化に伴い骨折する患者さんが年々増え続けています。90歳台で人工股関節の手術をするのも珍しくはありません。ますます生体材料の需要が増してくるものと推測されます。一日も早くiPS細胞の実用化が進み、生体材料と組織工学の連携による硬組織の再生が実現することを願っています。

生体材料（バイオマテリアル）は、現在と未来をつなぐ懸け橋として貢献しています。健康長寿の秘訣は、この生体材料を十分よく理解して自分に合うように活用することだといえるのではないでしょうか。

Part 6

からだに優しい材料とは

今日、医療の現場では患者にとっても医療従事者にとっても安心・安全が求められています。医療の高度化が進み、機器の操作も複雑で、材料もどんどん新素材が使われるようになり、素材の性質を十分理解していないために思わぬリスクが待ち構えています。

これまでお話してきたように、歯科では数多くの異なる材料が用いられています。その安全性は十分検査され厚生労働省の認可を得て使用されていますが、生体の反応はきわめて複雑で、時として予期しない悪影響が現れることがあります。昔から「すべてのものは毒である。ただ量によって毒になったりならなかったりするだけである（スイスの名医パラケルスス（１４９３〜１５４１）」という格言があるように、用いる量には細心の注意が必要です。しかも、その反応の度合いが人によってさまざまですから、評価はよりむずかしくなります。一般に、薬物の毒性試験では50パーセント致死量という指標が使われています。というのも、われわれの身体は我慢強く、なんらかの反応が現れるまでは閾値《しきいち》が存在します。ですから、薬物に対する生体反応の曲線は英語のＳに似たＳ字曲線を描くことが多いのです（図）。ここで、Ｓ字曲線は１００パーセント付近で傾斜は緩やかになり１００パーセントの反応を示す投与量（用量：ドーズ）を決めることはむずかしいため、比較的傾斜の鋭い50パーセント付近の値をもって指標にしているのです。この値を専門的には50パーセントドーズとよんでいます。また、投与量は体重１キログラムあたりの量を基準にしていますが、体重とは関係なく反応の敏感な人もあれば、そうでない人もあり、

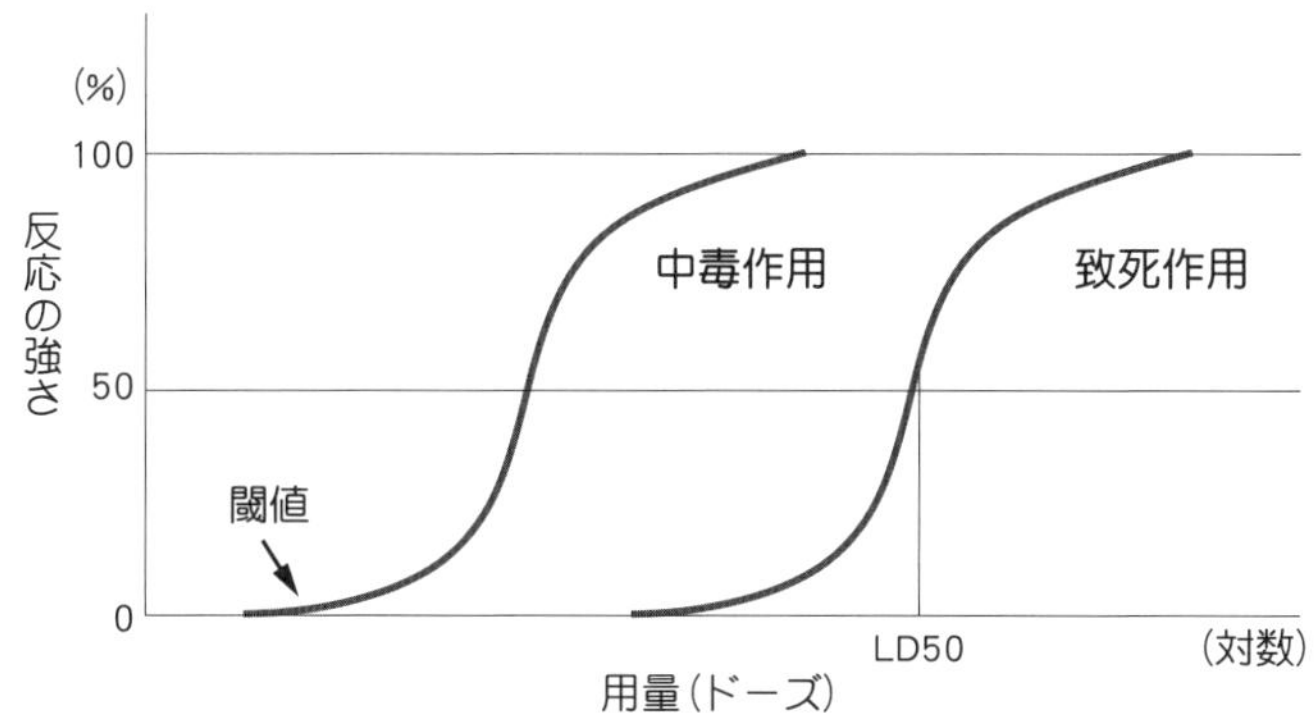

物質の生体への作用

なかなか数学のように一義的にスカッと数値で表されるというわけにはいきません。これが生体の生体たるゆえんです。

たとえば、フッ素は、微量ではむし歯予防に効果的ですが、量が多くなると斑状歯や骨硬化症になったり、大量になると死に至ることすらあるのです。

水銀も、歯の充填剤として以前はよく用いられていました。銀合金とアマルガム化するため、水銀そのものの影響はそれほど大きくなく、量的にもかぎられています。ただ、無機で微量とはいえ生体安全性の観点から不安があります。とくに、1960〜1970年代の高度成長期の日本では、工場からの廃液のたれ流しにより海水の水銀汚染が進み、水俣病のように深刻な神経障害を引き起こす事件が起こりました。これは、大量の水銀が海に廃棄され、それを食べた魚の体内で有機化が進み、メチル水銀のような反応性に富む毒物が魚の体内に蓄積されたのです。知らずにその魚を食べた人は、水銀が神経細胞に結合し極度の障害や苦痛をこうむることになりました。そのような事件もあり、欧米に比べ日本では早くから水銀に代わり歯科用充填剤としてコンポジットレジンが使われるようになった経緯があります。

ところが、最近ではコンポジットレジンの製造の段階で使われる材料や成分として含まれる反応触媒が、遺伝子に悪影響を及ぼす可能性のある内分泌撹乱化学物質（環境ホルモン）としてクローズアップされています。そこで現在では、環境ホルモンとしての疑いが指摘されたビスフェノールAを原料として製造されていたジグリシジルメタクリレート（Bis-GMA）とよばれる主成分は、より安全性の高いウレタンジメタクリレート（UDMA）に代えられています。また、重合開始剤が細胞毒性を示すとの報告もあり、その安全性評価の研究が進められています。一方、入れ歯安定剤に含まれる可塑剤のフタール酸エステルは細胞に対する遺伝毒性を示す化学物質として懸念されるとの研究報告も見受けられます。

一般に、人工材料自身には免疫反応を考慮する必要はないといわれていますが、人工材料と細胞との親和性についての研究は、まだ始まったばかりといっても過言ではありません。細胞が人工材料に接触する際には、まずタンパク質を出し、様子を見てから材料との相性の良し悪しを判

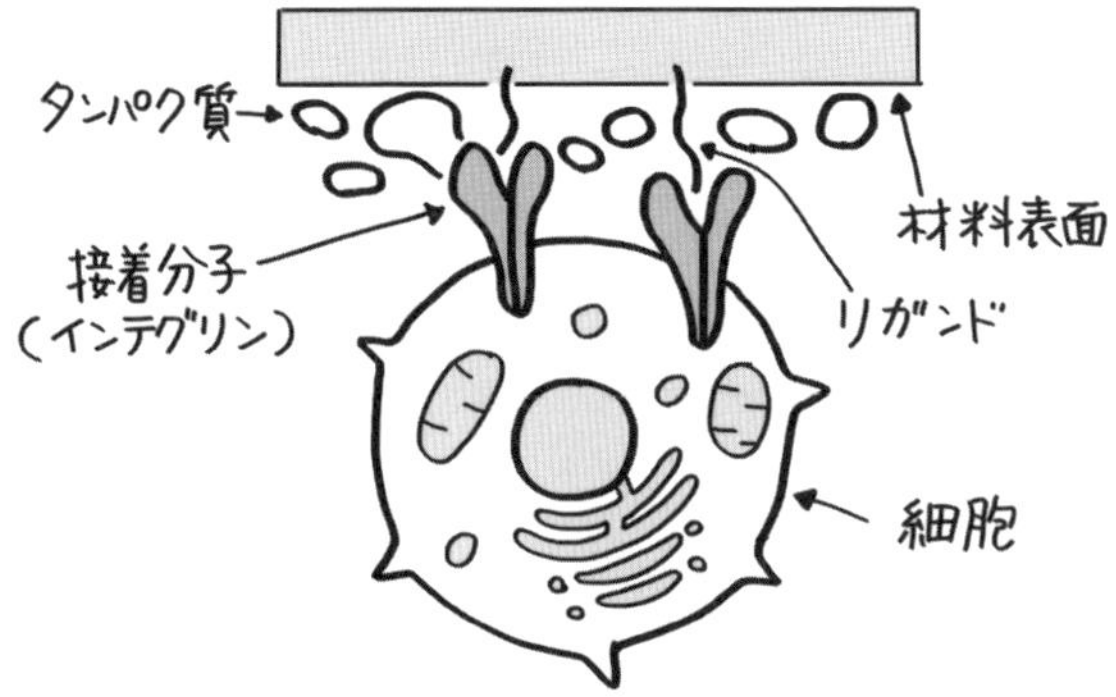

細胞の人工材料の認識

断するらしいということが研究で明らかになっています。リガンドとは、接着分子として知られるインテグリンのような特定の受容体(レセプター)に特異的に結合する物質のことです。リガンドとレセプターは鍵と鍵穴のような関係にあります。ただ、その後の認識ステップについてはまだまだ未知の因子が潜んでいます。細胞だけでこのような状態ですから、ましてや生体全体となるとはるかに膨大な未知の世界が待ち受けています。細胞実験の結果だけから生体安全性を判断するには無理があります。その意味で、「生体親和性」という言葉はまだ科学になりきっていないといえるのです。ですから、再生医療の応用研究には、どうしても倫理上の歯止めも必要となります。しかし、生命科学の研究は飛躍的に発展し、一歩一歩そのベールが剥がされようとしています。やがて生体親和性という言葉も科学用語として堂々と認知される日がくることでしょう。

生体は、非常にデリケートである反面、我慢強い性質があるので、人工材料を使用する際には十分気をつける必要があります。歯は身体の外に出ていて代謝もほとんどないため、ややもすると安易に考えられがちですが、神経がかよい、支えとなる歯茎や歯槽骨は日々代謝しています。生体に馴染まない物質が長期間にわたり溶け出して悪さをしないともかぎりません。その結果、歯周病や口腔癌になる危険性すらあるのです。だからこそ、より生体に優しい材料が今求められているのです。

いろいろお話してきましたが、最も伝えたかったことは、この章で扱った「生体に優しい材料とは何か」という概念です。その昔、人生五十年といっていた時代に比べ、生活は豊かになり、科学技術は飛躍的に進歩し、医療技術は発達し、平均寿命はずいぶん延びました。そのぶん、生体材料のお世話になる機会が増えています。禅語に「日々是好日」という言葉がありますが、修行を積んだ禅僧とは違い、普通は病気になったり肉体に病巣があると、なかなか精神的な安定が得られず、悟りの境地とはほど遠い心境に陥ってしまいます。高齢社会では、歯科材料を含む生体材料と末永くうまく付き合っていきながら、快適とはいえないまでも、少しでも健康な日々を送れるように、医療で用いられる人工材料についての関心を高めることが大切です。歯の治療を受けるときは、ご自身で材料についての正しい知識をもち、十分に吟味し、専門医とよく相談されることをお勧めします。

著者紹介

岡崎正之《おかざきまさゆき》

1971 年　京都大学工学部卒業
1976 年　京都大学大学院工学研究科博士課程修了（1978 年　工学博士）
1976 年　大阪大学歯学部助手，講師，助教授を経て
1999 年　広島大学歯学部教授
2011 年　広島大学大学院医歯薬学総合研究科定年退職（名誉教授）
2013 年　滋慶医療科学大学院大学教授
＜賞＞
日本バイオマテリアル学会学会賞（2007 年）
日本歯科理工学会学会賞（2010 年）ほか
＜著書＞
歯と骨をつくるアパタイトの化学（東海大学出版会，1992）
セラミックバイオマテリアル（コロナ社，2009）ほか

ちょっとためになる歯と骨の話

2013 年 6 月 15 日　第 1 版第 1 刷発行

著　者　岡崎　正之
発行者　木村　勝子
発行所　株式会社 学建書院
〒113-0033　東京都文京区本郷 2-13-13　本郷七番館 1F
TEL（03）3816-3888
FAX（03）3814-6679
http://www.gakkenshoin.co.jp
イラスト　たかいひろこ
印刷製本　三報社印刷㈱

©Masayuki Okazaki, 2013［検印廃止］

JCOPY〈㈳出版者著作権管理機構 委託出版物〉
本書の無断複写は著作権法上での例外を除き禁じられています．複写される場合は，そのつど事前に，㈳出版者著作権管理機構（電話 03-3513-6969，FAX 03-3513-6979）の許諾を得てください．

ISBN978-4-7624-0684-3